I0131519

Nicolas Bronsard
Istvan Hovorka
Fernand de Peretti

Morphologie des articulations intervertébrales lombaires postérieures

Nicolas Bronsard
Istvan Hovorka
Fernand de Peretti

Morphologie des articulations intervertébrales lombaires postérieures

Etude 3D réalisée à partir d'une Ostéothèque Régionale Numérique Lombonice 2005

Presses Académiques Francophones

Impressum / Mentions légales

Bibliografische Information der Deutschen Nationalbibliothek: Die Deutsche Nationalbibliothek verzeichnet diese Publikation in der Deutschen Nationalbibliografie; detaillierte bibliografische Daten sind im Internet über http://dnb.d-nb.de abrufbar.

Alle in diesem Buch genannten Marken und Produktnamen unterliegen warenzeichen-, marken- oder patentrechtlichem Schutz bzw. sind Warenzeichen oder eingetragene Warenzeichen der jeweiligen Inhaber. Die Wiedergabe von Marken, Produktnamen, Gebrauchsnamen, Handelsnamen, Warenbezeichnungen u.s.w. in diesem Werk berechtigt auch ohne besondere Kennzeichnung nicht zu der Annahme, dass solche Namen im Sinne der Warenzeichen- und Markenschutzgesetzgebung als frei zu betrachten wären und daher von jedermann benutzt werden dürften.

Information bibliographique publiée par la Deutsche Nationalbibliothek: La Deutsche Nationalbibliothek inscrit cette publication à la Deutsche Nationalbibliografie; des données bibliographiques détaillées sont disponibles sur internet à l'adresse http://dnb.d-nb.de.

Toutes marques et noms de produits mentionnés dans ce livre demeurent sous la protection des marques, des marques déposées et des brevets, et sont des marques ou des marques déposées de leurs détenteurs respectifs. L'utilisation des marques, noms de produits, noms communs, noms commerciaux, descriptions de produits, etc, même sans qu'ils soient mentionnés de façon particulière dans ce livre ne signifie en aucune façon que ces noms peuvent être utilisés sans restriction à l'égard de la législation pour la protection des marques et des marques déposées et pourraient donc être utilisés par quiconque.

Coverbild / Photo de couverture: www.ingimage.com

Verlag / Editeur:
Presses Académiques Francophones
ist ein Imprint der / est une marque déposée de
OmniScriptum GmbH & Co. KG
Heinrich-Böcking-Str. 6-8, 66121 Saarbrücken, Deutschland / Allemagne
Email: info@presses-academiques.com

Herstellung: siehe letzte Seite /
Impression: voir la dernière page
ISBN: 978-3-8381-7753-3

Copyright / Droit d'auteur © 2014 OmniScriptum GmbH & Co. KG
Alle Rechte vorbehalten. / Tous droits réservés. Saarbrücken 2014

Morphologie des articulations intervertébrales lombaires postérieures :

Etude 3D réalisée à partir d'une Ostéothèque Régionale Numérique

Lombonice 2005

INTRODUCTION

4

Introduction

La variabilité morphologique intra et interpopulationelle est une des données de base de l'anthropologie biologique. La colonne vertébrale reste un des éléments anatomiques fondamentaux dans l'évolution humaine. En effet, la bipédie qui est l'élément caractéristique de la famille des hominidés, a significativement modifié l'anatomie rachidienne humaine par rapport à celle des primates brachiacés. Ces adaptations anatomiques ont d'importantes répercussions sur la biomécanique vertébrale. De la même façon, ces modifications biomécaniques ont des conséquences physiopathologiques. Les pathologies de la colonne lombaire semblent prédominantes par rapport au reste du rachis et représentent de nos jours une des priorités de santé publique. L'imagerie médicale permet aujourd'hui d'aborder cette anatomie vertébrale humaine de manière très précise et permet d'utiliser des données inaltérables sous un format informatique transportable dans l'espace et dans le temps.

La pathologie vertébrale est individualisée depuis peu et les bases théoriques sur lesquelles elle repose sont peu nombreuses et discutables (peu de preuves scientifiques). Enfin, cette nouvelle spécialité partage ses connaissances avec la rhumatologie, la neurochirurgie et l'orthopédie. Aussi, le traitement des affections rachidiennes a nécessité la connaissance approfondie de l'anatomie, la biomécanique et la physiopathologie. La morphologie vertébrale est également la base du développement des techniques chirurgicales. Avec l'apparition de la chirurgie prothétique discovertébrale et la carence de bases anatomiques pour l'élaboration d'une arthroplastie postérieure intervertébrale, nous avons besoin de nouvelles connaissances afin d'orienter la recherche et le développement de techniques et d'instrumentations chirurgicales plus adaptées.

La morphologie des vertèbres lombaires est donc au centre des préoccupations d'un anatomiste, d'un clinicien (médecin ou chirurgien), d'un anthropologue ou même d'un médecin légiste afin de mieux connaitre l'anatomie pour pouvoir comprendre la physiopathologie vertébrale lombaire des hominidés actuels et ainsi soigner les patients qui en souffrent ou encore pouvoir identifier des restes humains retrouvés dans le sol (qu'ils soient anciens ou récents).

L'analyse biométrique des vertèbres lombaires est un des outils de base en anthropologie biologique et nous avons cherché à bénéficier des nouvelles technologies offertes par l'imagerie numérique et les outils de traitement de l'image. Cela permet d'utiliser un pied à coulisse ou un rapporteur mais sur de très grands échantillons de sujets anatomiques. Nous avons choisi d'analyser précisément l'arc postérieur des vertèbres lombaires et en particulier les articulations intervertébrales postérieures.

Nous allons d'abord cerner les problématiques que peut poser l'analyse biométrique des articulations intervertébrales lombaires postérieures en s'appuyant sur ce qui à déjà été fait et publié dans la littérature dans différents secteurs de recherche mais en identifiant les limites de ces travaux et en proposant une alternative pour les corriger.

Nous décrirons, ensuite l'analyse morphologique et biométrique des facettes articulaires lombaires sur 400 sujets et selon 3 dimensions de l'espace. Nous détaillerons la méthode de mesure et la nature des données mesurées. Nous exposerons ensuite la grande quantité de résultats obtenus et les pistes pour les exploiter en fonction des objectifs fixés. Nous discuterons enfin nos résultats et nos méthodes qui nous ont permis de les obtenir.

En conclusion, nous reprendrons nos résultats les plus significatifs et leurs applications cliniques. Enfin, les limites de ce travail ayant été identifiées, plusieurs voies de recherches supplémentaires se sont esquissées avec d'autres laboratoires de recherche spécialisés dans le traitement et l'analyse d'images en 3 dimensions et en temps réel avec des possibilités d'automatisation des mesures biométriques.

Introduction : Anatomie de la colonne vertébrale lombaire

Avant de mieux cerner notre problématique de recherche, il est nécessaire de rappeler
les différentes régions anatomiques de la vertèbre lombaire avant de se concentrer un peu plus sur l'arc postérieur et en particulier l'articulation intervertébrale postérieure droite et gauche. (Merci au Pr. Baqué de m'avoir autorisé à utiliser et retoucher les schémas de son Manuel Pratique d'Anatomie).

Ce que nous savons de l'anatomie nous a été enseigné par nos maîtres en anatomie sur les bancs de la faculté de médecine [1-6]. Voici quelques bases anatomiques nécessaires pour pouvoir utiliser une terminologie unique et reconnue par tous.

La colonne vertébrale est faite de la superposition de 7 vertèbres cervicales, 12 vertèbres thoraciques, 5 vertèbres lombaires (colonne mobile) et du sacro-coccyx (colonne fixe). Dans un plan frontal, cette colonne est médiane et verticale. Dans un plan sagittal, elle décrit successivement : une lordose cervicale, une cyphose thoracique et une lordose lombaire (Figure 1).

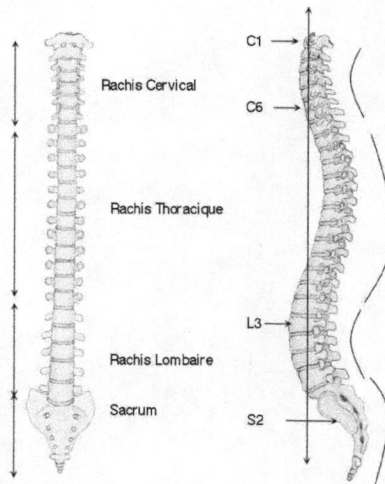

Figure 1 : Vue générale ventrale et latérale du rachis

8

La colonne vertébrale a 2 fonctions principales : elle constitue l'armature du tronc et elle protège le système nerveux radiculo-médullaire.

L'anatomie comparée des vertébrés au cours de l'évolution de l'homme (ontogénèse), et l'étude du développement vertébral chez un humain permet de reconstituer les diverses étapes du perfectionnement de la colonne vertébrale (Figure 2). La colonne vertébrale des animaux aquatiques est comparable à celle de l'embryon humain avec une courbure unique en cyphose. Ensuite, la colonne vertébrale des quadrupèdes est comparable à celle de l'enfant en bas âge et elle se caractérise par l'apparition d'une lordose cervicale qui permet une mobilité plus grande de la tête. Enfin, La colonne vertébrale des bipèdes est caractérisée par l'apparition d'une lordose lombosacrée qui permet l'équilibre du tronc au-dessus des 2 membres inférieurs. Toute perturbation dans l'une des courbures entraîne une compensation en sens inverse des courbures voisines, modifiant les contraintes articulaires et musculo-ligamentaires du rachis.

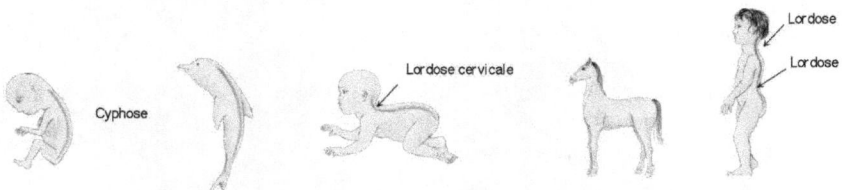

Figure 2 : Comparaison de l'ontogénèse et de la phylogénèse du rachis

Chaque vertèbre comprend 2 parties : un corps vertébral en avant, et un arc neural en arrière. Le corps vertébral des vertèbres lombaires est beaucoup plus volumineux que les autres niveaux rachidiens. Il est étendu dans le sens frontal et prend en vue supérieure, un aspect réniforme (Figure 3).

L'arc neural se détache de la face postérieure du corps. Il délimite, avec le corps, le foramen vertébral, qui est, à ce niveau, petit et triangulaire. Il est formé latéralement par 2 pédicules courts et épais et par 2 lames courtes et massives. Ce foramen vertébral contient la moelle spinale entourée de ses méninges jusqu'en L1 et elle se prolonge par la queue de cheval. Le processus épineux est formé par la réunion des 2 lames en arrière, il est aplati et horizontal.

À la jonction du pédicule et de la lame, de chaque côté, se détachent les processus articulaires encroûtés de cartilage : 2 supérieurs et 2 inférieurs.

Les processus articulaires sont à la jonction des pédicules et des lames. Les surfaces articulaires des processus articulaires regardent vers la ligne médiane pour les processus supérieurs et latéralement pour les processus inférieurs. Elles s'articulent entre elles sous la forme d'articulations zygapophysaires de type trochoïde. En arrière des processus articulaires supérieurs est implanté un tubercule de grosseur variable : le processus mamillaire. En dehors, un processus accessoire fait saillie en arrière de l'origine du processus transverse.

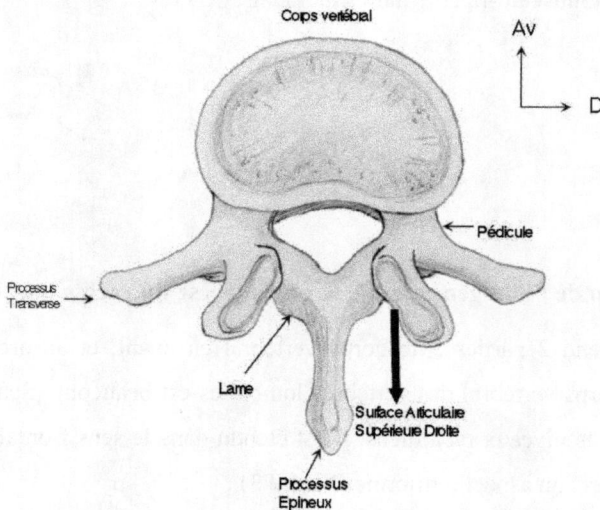

Figure 3 : Vue supérieure d'une vertèbre lombaire type

Introduction : Anatomie de la colonne vertébrale lombaire

La superposition des vertèbres lombaires comprend, en avant l'articulation entre les corps vertébraux séparés par les disques intervertébraux, très volumineux à cet endroit mais également en arrière par l'articulation entre les processus articulaires (articulations zygapophysaires) dont les surfaces articulaires (les facettes articulaires) sont inversement conformées (Figure 4).

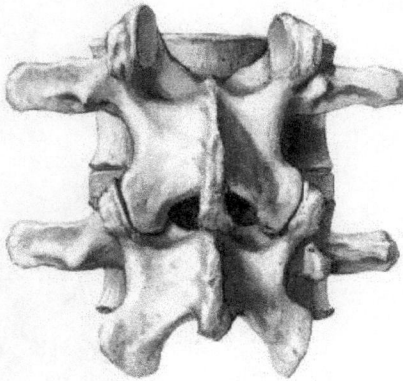

Figure 4 : Vue Postérieure de 2 vertèbres lombaires superposées

Les foramen inter-vertébraux (trous de conjugaison) sont les espaces situés entre les pédicules des vertèbres sus et sous-jacentes : ils laissent passer les nerfs spinaux (Figure 5).

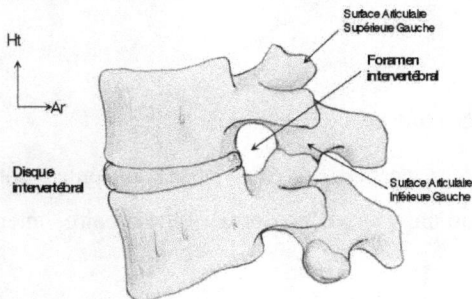

Figure 5 : Vue latérale de 2 vertèbres lombaires superposées

La colonne vertébrale lombaire repose sur le plateau vertébral supérieur du sacrum qui est solidaire des 2 os Coxaux (Figure 6). La charnière lombosacrée est donc mécaniquement trés sollicitée, charnière entre le bassin et le tronc et la dégénérescence discale et par conséquence intervertébrale va démarrer très tôt dans la vie vers 20 à 25 ans au niveau L5S1 et va progressivement atteindre les niveaux sus-jacents avec l'âge.

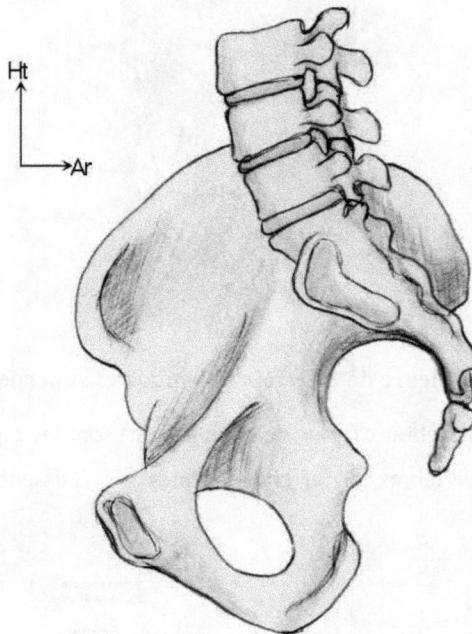

Figure 6 : Charnière lombo sacrée

Enfin, les différentes parties des vertèbres sont unies entre elles par des ligaments : longitudinal ventral et dorsal, interlamaire, inter-transversaires et inter-épineux.

Introduction : Biométrie et Physiopathologie

Nous pouvons donc désormais poser les questions qui sont le fondement de notre recherche doctorale c'est à dire l'analyse morphométrique des articulations intervertébrales postérieures sur un grand échantillon de sujets afin de mieux positionner nos travaux au sein de notre communauté scientifique. En effet, notre recherche touche plusieurs domaines de recherche mais nous avons choisi de se limiter à 3 champs d'applications.

Tout d'abord l'anatomie elle même, qu'elle soit numérique, basée sur des dissections cadavériques ou basé sur l'examen de collections d'os sec, elle décrit la forme normale des hominidés et la biométrie présente un intérêt descriptif principalement. La bibliographie est relativement riche dans ce domaine. Nous essaierons de se baser sur les faiblesses de ces différents travaux afin de construire une méthode de mesure fiable et d'obtenir une quantité de données supérieures à ce qui est décrit dans la littérature.

Les études anatomiques classiques de référence qui ont permis d'obtenir les atlas de référence en biométrie des hominidés actuels sont souvent réalisées sur cadavres frais, parfois en nombre limité, allant dans la littérature de 23 sujets [7] à 104 sujets au maximum [8] et concernent le plus souvent des sujets de 60 à 100 ans (Figure 7).

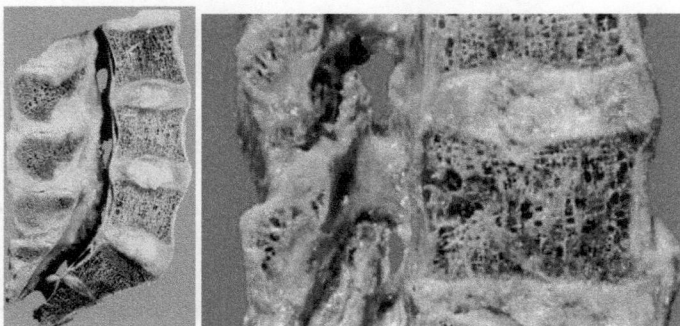

Figure 7 : Section sagittale et parasagittale sur pièce cadavérique lombaire

Certaines collections d'os sec (Figure 8) atteignent au maximum 240 sujets [9] .

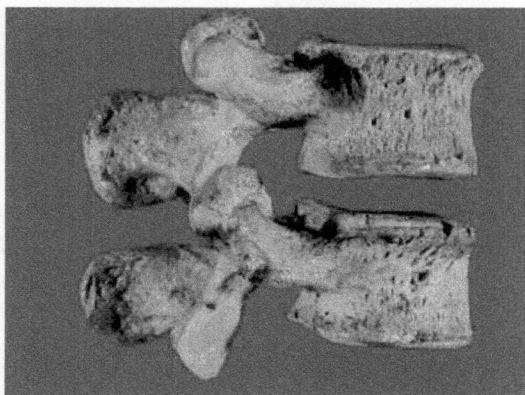

Figure 8 : Articulation intervertébrale postérieures sur os secs

En revanche, les études basées sur l'imagerie ont toujours un effectif plus élevé mais mesurent des radiographies standards qui sont imprécises ou des scanner ou même des IRM mais en coupes épaisses (3 mm à 5 mm).

Nous avons recensé différents articles d'anatomie et d'anthropologie de la littérature (en dehors des manuels d'anatomie du rachis ou des manuels de voies d'abords chirurgicales) dans la Figure 9 ci- dessous.

Auteurs	Nb de sujet	Sujet d'analyse	Type de mesure et d'imagerie	Nb de vertèbres	Nb d'articulaires
Notre Etude	400	Morphologie des articulaires	Scanner	2000	4000
Boszczyk[10]	10 espèces animales	14 mesures / L5 spécifique bipédie humaine	Pied à coulisse / Os Sec		
Grenier[11]	43 (13/30)	Analyse des ligaments	IRM		
Grobler[12]	25	Lien morphologie / SPL	Scanner		
Grogan[8]		Angle, Niv et âge / Asymétrie	Scanner puis IRM		104
Karacan[13]	61	Taille poids, angle/ symétrie des articulaires	RX et scanner		
Louis [5]	115	Anatomie chirurgicale et voies d'abord	Cadavres		
Malmivaara[14]	37	Analyse de la morphologie et des pathologies	Cadavres		
Masharawi[9]	240	Orientation est indépendante du sexe âge et ethnie	Os sec collection TODD	4080 ThL dont 1200 Lombaire)	
Panjabi[15-18]	12	Morphologie des facettes	Cadavres		
Sartoris[19]	116	Scanner excellent pour imagerie du rachis			
Sato [20]	26	Analyse de la capsule / morphologie articulaire	Cadavres	130	260
Schendel [21]	5	Analyse de la biomécanique articulaire	Cadavres		
Schneck[22]	25	Relation Os / ligaments	Cadavres		
Van schaik[23, 24]	123	Cercles décrivant la forme des articulaires	Scanner		
Weishaupt[25]		IRM> Scanner pour dégénescence	Scanner et IRM		308
Yu [26]		Models 3D sur T12 et mesures		102	

Figure 9 : Effectifs des articles sur l'anatomie des articulaires postérieures

On remarque que l'effectif analysé est souvent modeste et que les techniques biométriques classiques sur cadavre n'ont pas été évaluées d'un point de vue répétabilité et reproductibilité vu l'obsolescence de la matière première.

Introduction : Biométrie et Physiopathologie

En ce qui concerne la physiopathologie, elle découle de la connaissance de l'anatomie et sa compréhension peut nous amener vers la thérapeutique. Nous nous sommes intéressés aux facettes articulaires car la morphologie des facettes articulaires postérieures et leurs responsabilités en pathologie rachidienne ainsi que dans la dégénérescence discale qui sont évoquées depuis plus de vingt ans par de nombreux auteurs [8, 14, 27-32]. Certains travaux centrés sur la mécanique des articulaires [24] précisent que la forme de l'interligne articulaire se rapproche d'un arc de cercle et que plus le rayon de ce cercle est grand et moins l'arc de cercle est concave avec les implications que cela peut avoir sur la mécanique rachidienne lombaire. Certains auteurs [13] associent également la forme asymétrique des articulaires et des pathologies comme les hernies discales lombaires ou encore sa plus haute fréquence chez les sujets de grande taille. En revanche, d'autres études affirment qu'il n'est pas certain que cette asymétrie soit pathologique vu sa fréquence. Enfin Fujiwara a montré, en se basant sur des IRM, la relation qu'il existait entre l'orientation, l'usure des facettes articulaires et la dégénérescence discale [31, 33, 34]. Cette richesse bibliographique nous confirme l'intérêt que peut avoir une analyse centrée sur la forme des articulaires sur un grand échantillon.

Nous avons recensé différents articles de la littérature dans la Figure 10 ci- dessous afin de visualiser les effectifs de leurs séries qui ont amené leurs conclusions.

Auteurs	Nb de sujet	Sujet d'analyse	Type de mesure et d'imagerie	Nb de vertèbres	Nb d'articulaires
Notre Etude	400	Morphologie des articulaires	Scanner	2000	4000

Barry [35]	100	Largeur des articulaires / Arthrose	Scanner / Sujets vivants		
Boden[29]	140	Orientation des facettes / Dégénérescence discale	IRM / Sujets Vivants		
Bough[36]	84	Arthrographie test est elle douloureuse par elle même ?	Radiographie / Sujets vivants		127
Cavanaugh[37]	8	Innervation de la capsule des facettes	Lapin		
Daï[30]	249 (76N/173)	Asymétrie des facettes chez les lombalgiques	Scanner et/ ou IRM		
Daï[38]	106 (53n/53)	Asymétrie / DDD et SPL	IRM		
Fujiwara[31]	70	Mécanique articulaire modifiée par DDD	IRM + RX		
Fujiwara[34]	111(13/98)	Orientation plus sagittale dans les SPL	IRM + RX		
Fujiwara[33]	14	DDD précède l'arthrose postérieure	IRM		84
Grobler[12]	25	Lien morphologie / SPL	Scanner		
Grogan[8]		Angle, Niv et âge / Asymétrie	Scanner puis IRM		104
Iguchi[39]	201	Analyse du rétro et antélisthésis / SPL	Radiographies		
Karacan[13]	61	Taille poids, angle/ symétrie des articulaires	RX et scanner		
Luczkewicz[40]	31	Orientation sagittale / SPL	RX et scanner		
Masharawi[9]	240	Orientation est indépendant du sexe âge	Os sec collection TODD	4080 ThL (1200 Lomb.)	
Mc Cormick[41]	141	Arthrographie chez SPL	Cadavres		
Miyake[42]	248	SPL L5S1	RX et scanner		
Murtagh[27]	100	Asymérie pas toujours pathologique	IRM		
Noren[28]	46	DDD / Asymétrie	Scanner et/ ou IRM		
Sartoris[19]	116	Scanner référence pour le rachis			
Schendel [21]	5	Analyse de la biomécanique articulaire	Cadavres		
Tanno[7]	23	Arthrose modifie l'anatomie	Cadavres		
Tanno[43]	10	5 Types de morpho. d'usure facettaire	Cadavres		
Thalgott[44]	100	Classer DDD / IRM et RX	Rx IRM discographie		

Figure 10 : Effectifs des articles sur la morphologie des articulaires

On remarque que l'effectif analysé est souvent également modeste et que les méthodes utilisées n'ont pas été évaluées. Enfin, les études basées sur

17

l'imagerie sont souvent basées sur le scanner avec des coupes de 3 mm d'épaisseur ou sur des radiographies qui ne sont qu'une ombre de squelette projeté sur un plan ce qui est loin de la précision du pied à coulisse (1mm) ou rapporteur (1°). La littérature est plus riche dans l'établissement de relations entre l'anatomie et la pathologie que dans la thérapeutique chirurgicale. Nous n'avons pas trouvé d'article cherchant à reproduire les facettes articulaires dans un objectif thérapeutique comme une arthroplastie.

En ce qui concerne le domaine de l'anthropologie, les mesures anatomiques capables de renseigner sur l'existence d'un dimorphisme sexuel sont très souvent utilisées en anthropologie [45]. Les plus utilisées sont centrées sur la morphologie du bassin avec presque 100% de discriminance chez l'homme ou encore le crane qui est une des bases de différenciation des autres espèces animales. L'anthropologie biologique humaine cherche souvent à déterminer le sexe avec les restes osseux disponibles. Les vertèbres font parties des restes plutôt robustes. Le dimorphisme peut être renseigné par l'analyse de membres supérieurs [46-48] , il peut être renseigné également au niveau le membre inférieur [49-55]. Au niveau de la colonne vertébrale, nous avons trouvé des articles cherchant à déterminer le sexe par les mesures biométriques faites sur les vertèbres cervicales [56] ou encore au niveau de la 12ème vertèbre thoracique [26] . Nous n'avons pas trouvé d'article cherchant à utiliser les vertèbres lombaires comme moyen de discriminance entre Homme et Femme. Notre méthode pourrait être une aide supplémentaire lorsque les restes osseux sont rares et éparpillés dans le sol.

Enfin, nous allons décrire succinctement un travail préliminaire (réalisé entre 2005 et 2006) que nous avons réalisé en amont de notre recherche doctorale. En effet, notre travail de thèse s'est appuyé sur 2 outils que nous avions élaboré : une base de données d'imagerie lombaire et une méthode de mesure biométrique numérique. Il nous fallait donc évaluer la répétabilité et la reproductibilité de la méthode avant de réaliser une analyse biométrique à grande échelle sur 400 patients et sur 4 plans de l'espace et allant de L1 à S1. Ces travaux ont été réalisés dans le cadre de mon MASTER 2 en Anthropologie Biologique au sein de la même UMR 6578. Nous en résumerons ici les principaux fondements et les principaux résultats. Voici donc un extrait du mémoire de MASTER 2.

La base de donnée d'imagerie Lombonice 2005 ayant été constituée (voir Annexe 1), nous avons cherché à valider la méthode de mesure sur un échantillon de 50 TDM Lombaires. Nous avions créé, à partir des coupes natives un plan de coupe transversal, décrit dans la littérature, permettant de bien visualiser l'interligne articulaire lombaire postérieur bilatéral (Figure 12).

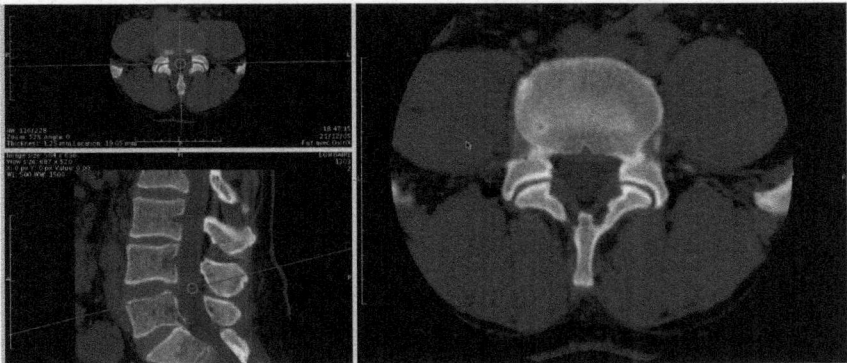

Figure 11 : Reconstruction du Plan transversal du Master 2

Sur ce plan (un par niveau intervertébral), nous avons positionnés 10 points de repères anatomiques (Figure 13).

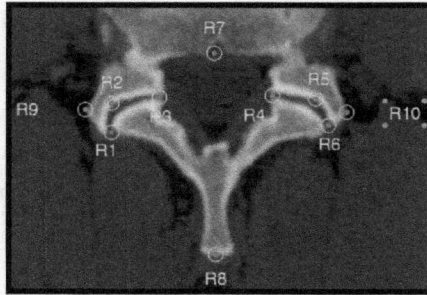

Figure 12 : Position des 10 points de repère pour le Master 2

Ces points ont été positionnés 3 fois par 2 observateurs différents. Nous avions enfin exporté les coordonnées des 3 séries de points de repères placés sur les plans de coupe des 50 patients afin de les comparer deux à deux.

L'objectif du travail de MASTER 2 était donc de valider la reproductibilité et répétabilité de la méthode de mesure en utilisant les coordonnées des points de repères positionnés sur la même image reconstruite.

Nous avons obtenu une matrice de coordonnées (x, y) des points de repères R1 à R10 et cela pour tous les plans transversaux soit : 4 niveaux*50 sujets*3 opérateurs = **600 plans** et 2 coordonnées* 10 points de repères = 20 coordonnées par plan soit **12 000 coordonnées**. Ce sont en réalité 6000 points de repères qui ont été positionnés 3 fois.

Nous avons utilisé un test de Concordance pour comparer les couples de données (x, y) pour chaque point entre l'opérateur 1 et 2. Entre O1 et O2 on retrouve un coefficient de corrélation intra classe de 0,9998477 donc il y a donc bien une concordance entre les deux séries O1 et O2). Ensuite, entre l'opérateur

O2 et l'opérateur O3 on retrouve un <u>coefficient de corrélation intra classe de</u> <u>0,9990883</u>. En conclusion, les 3 opérateurs ont positionné les points de la même manière et ont ainsi calculé les mêmes mesures biométriques à partir du même plan transversal.

On a ainsi validé la méthode de mesure biométrique numérique en se basant sur les coordonnées des points de repères positionnés du point de vue répétabilité (intra observateur) et reproductibilité (inter observateur) mais plusieurs problèmes méthodologiques ont été soulevés :

- Les opérateurs ont positionné leurs points sur la même coupe. Il faudrait être capable de calculer l'erreur commise lors de la création du plan de reconstruction transversal. Or il est compréhensible que la définition de la coupe va modifier les mesures retrouvées comme l'a souligné Van schaik [23]
- L'effectif était modeste donc les résultats des mesures ne nous paraissent pas utilisables en l'état.
- Les 50 scanners proviennent de la base de données LOMBOSCAN 2005 ce qui représente une population spécifique de lombalgiques.
- Les données recueillies sont insuffisantes pour décrire les formes des articulaires postérieures puisque un seul plan de l'espace a été considéré. Nous avions choisi un plan parallèle au plan discal qui est le plus utilisé dans la littérature. Il nous manque évidemment un plan sagittal et frontal afin de mieux caractériser l'orientation en trois dimensions des facettes articulaires comme cela a déjà été décrit dans la littérature [9].

A l'issu de cette analyse bibliographique, on peut donc conclure que la littérature fournit des résultats basés des séries cadavériques d'un faible effectif ou des séries scannographiques avec des épaisseurs de coupe de 3 mm ou enfin des grands effectifs sur des séries radiologiques dont on connaît les erreurs liées à l'incidence des rayonnements. De plus, la tomodensitométrie est reconnue comme étant facile d'accès et comme étant l'imagerie de référence en ce qui concerne l'imagerie ostéo-articulaire du rachis [19, 57].

L'hypothèse de reproductibilité et répétabilité de la méthode de mesure étant vérifiée, nous avons décidé de créer une base de données scannographique avec 500 sujets (appartenant à LOMBONICE 2005, voir Annexe 1, entre 2006 et 2007) avec des coupes inférieure ou égale à 1,25 mm pour réaliser notre travail de thèse de science en considérant les 3 plans de l'espace. Nous allons travailler sur des sujets « sains » ou « pathologiques » dans l'espoir d'obtenir des données anthropométriques et des mesures anatomiques suffisamment nombreuses pour réaliser une étude comparative.

L'objectif de ce travail de thèse de science est triple :

Le premier objectif est de nature **anatomique**. Une analyse biométrique sur un grand nombre de sujets va nous permettre d'établir un **atlas de référence biométrique** comme nous l'aurions fait avec un pied à coulisse ou un rapporteur. Cela permettre de mieux décrire la forme, l'orientation et la taille des articulaires et envisager leur mouvement rotatoire.

Le second objectif est **thérapeutique**. En effet, **l'arthroplastie des articulaires lombaires postérieures** n'existe pas encore et nous espérons obtenir les bases anatomiques nécessaires pour concevoir une éventuelle prothèse articulaire postérieure lombaire qui soit anatomique et adaptée à chacun.

Le troisième objectif est d'ordre **anthropologique**. Des mesures faites en grand nombre sur l'arc postérieur lombaire vont peut être nous permettre d'établir un algorithme permettant <u>**d'identifier le sexe**</u> d'un sujet ou son âge à partir de la valeur des mesures réalisées sur l'arc postérieur d'une vertèbre lombaire sèche isolée retrouvée parmi des restes humains. Ceci peut avoir également un intérêt en médecine légale pour l'examen des hominidés actuels.

Ce travail va s'étendre de 2007 à 2011.

MATERIELS ET METHODES

1. MATERIEL

500 scanners successifs on été recueillis sur des personnes venues consulter auprès des 3 services de radiologie du CHU de Nice (France).

A. *CRITERES D'INCLUSIONS :*

Sont inclus tous les scanners non injectés visualisant le rachis Lombaire avec des coupes de 1,25 mm d'épaisseur au maximum et incluant toujours le plateau inférieur de L1 et S2 afin d'analyser 5 niveaux intervertébraux du rachis lombaire (6 vertèbres pour 5 espaces intervertébraux).

- 50% des scanners sont centrés sur le rachis lombaire motivés par une lombalgie. Ce groupe sera celui des Lombalgiques (base LOMBOSCAN 2005).
- 50% des scanners sont Thoraco-Abdomino-Pelviens ou Abdomino-Pelviens motivés par une autre cause que la lombalgie. Ce groupe sera notre groupe contrôle (base CONTROLSCAN 2005)

B. *CRITERES D'EXCLUSIONS :*

Tous les patients ayant des antécédents de chirurgie lombaire (laminectomie ou ostéosynthèse) ou des malformations congénitales ont été exclus. De même, les patients présentant des tumeurs modifiant la forme du rachis ou des scolioses supérieures à 30° dans le plan frontal ont été exclus.

Au total, 400 scanners répartis en 2 groupes de 200 sujets ont été retenus et analysés.

C. *LA SERIE*

Chaque groupe (Lombalgique ou Abdominal) de patients présente une distribution des âges et des sexes comme représentés dans les Figures 14 à 16.

a) LES SUJETS LOMBALGIQUES N=200

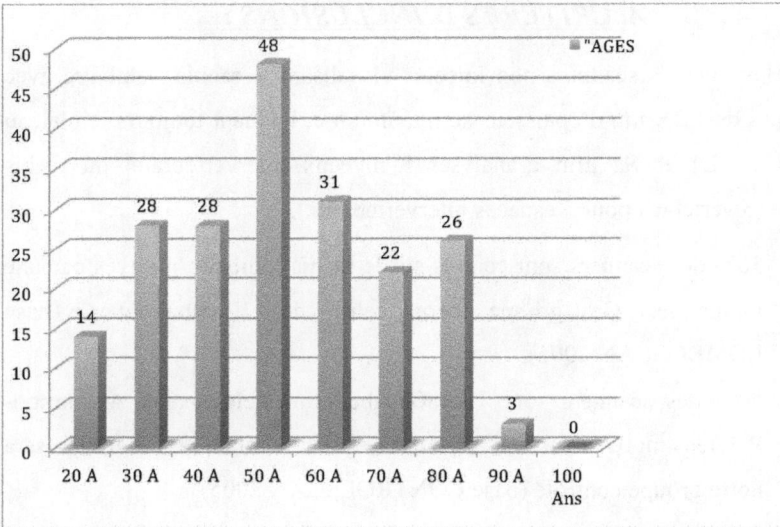

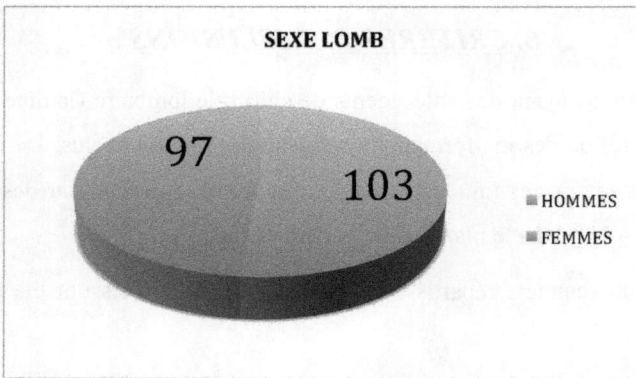

Figure 13 : Répartition des âges et sexes chez les sujets Lombalgiques

b) <u>LES SUJETS CONTROLES (ABDOMINOPELVIENS) N=200</u>

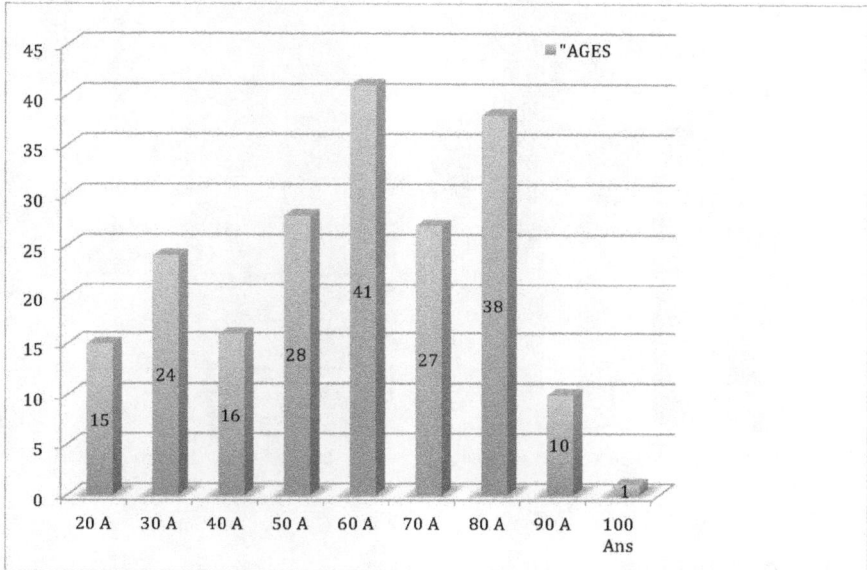

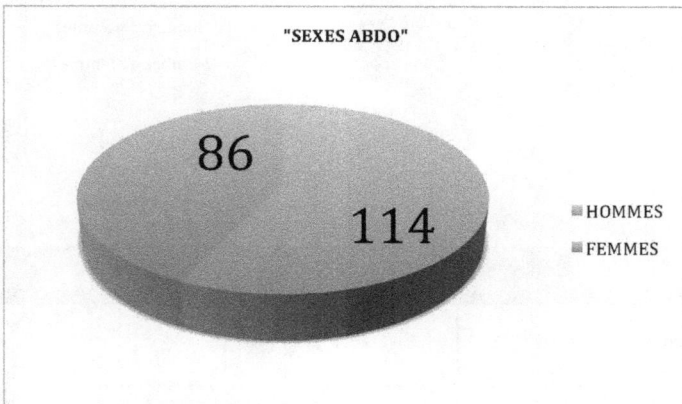

Figure 14 : Répartition des âges et sexes chez les sujets Abdominaux

29

c) LA SERIE GLOBALE DES 400 PATIENTS

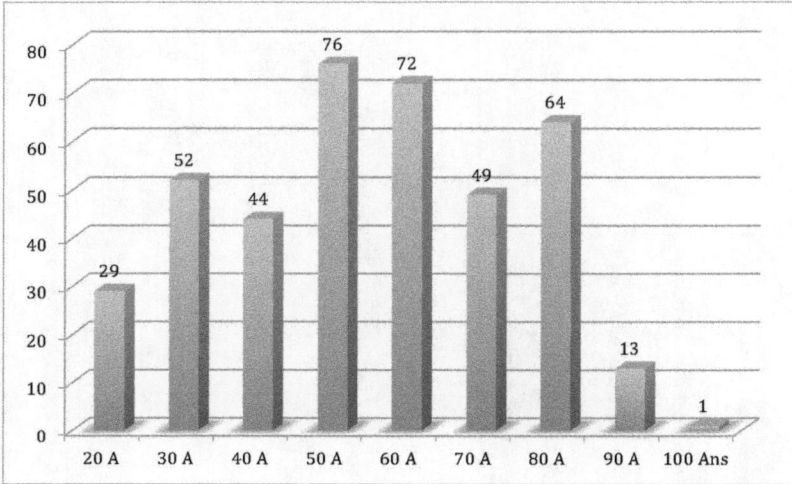

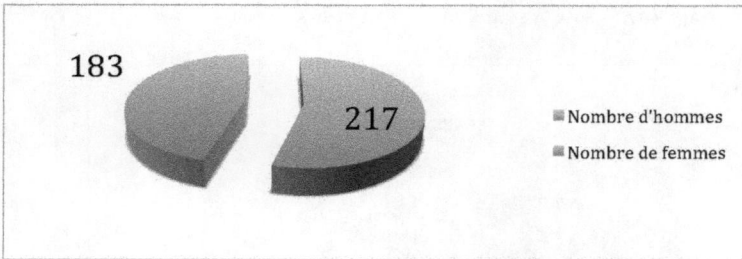

	Nb d'Hommes	Nb de Femmes	Age moyen	Age min	Age max	Ecart type	Age 1er Quartile	Médiane d'Age	Age 3ème quartile
Groupe Lombalgique n=200	103	97	57	20	95	18	44	56	71
Groupe Abdominal n=200	114	86	62	20	101	20	47	64	78
Série globale n=400	217	183	59	20	101	19	46	59	74

Figure 15 : Répartition des âges et sexes sur la série Globale

2. <u>METHODE</u>

Les acquisitions ont été obtenues sur 4 machines Général Electric sur 3 sites différents du CHU de Nice et toutes ont bénéficié du même protocole d'acquisition: Ostéo-articulaire Lombaire ou Abdominal (AP ou TAP). Les coupes natives font au maximum, 1,25 mm d'épaisseur allant de L1 à S1 dans tous les cas. Ensuite, les données natives que nous avons reconstruites ont nécessité le logiciel d'imagerie OSIRIX 2.3.1 (fonctionnant sous MAC OS X 10.4.5 sur un iMac Intel core duo).

Les reconstructions sont pratiquées à partir des coupes natives en mode Multi Planar Reconstruction en travaillant sur un niveau de fenêtre de 500 Unités Hounsfield (UH) et une largeur de fenêtre de 1500 UH. On a créé par la suite 4 plans de coupe à chaque niveau intervertébral (L1-L2, L2-L3, L3-L4, L4-L5, L5-S1). Enfin, on a positionné des points de repère sur chaque plan afin de pouvoir déduire, à partir de leurs coordonnées 2D, différentes mesures sur chaque plan de coupe.

Les paramètres d'acquisitions selon le site sont précisés dans la Figure 17.

Paramètres	TDM 1 General Electric MEDICAL SYSTEMS LightSpeed Ultra		TDM 2 General Electric MEDICAL SYSTEMS LightSpeed VCT		TDM 3 General Electric MEDICAL SYSTEMS LightSpeed Pro 32		TDM 4 General Electric MEDICAL SYSTEMS LightSpeed VCT	
InstitutionName	CHU L ARCHET 2		C H U L ARCHET 2		CHU ST ROCH		CHU PASTEUR	
Detector row scanner	8		64		32		64	
Effectif	n=40	n=38	n=65	n=49	n=34	n=81	n=61	n=32
StudyDescription	RACHIS LOMBAIRE	ABDO PELVIS	LOMB AIRE	ABDOM INOPEL VIEN	LOMBAIRE	ABDO	RACHIS LOMBAIRE	ABDO PELV
ScanOptions	HELICAL MODE							
Matrix	512*512							
Voltage du Tube (KVP)	120							
SliceThickness (mm)	1,25		1,25		0,625	1,25	1,25	
DataCollectionDiameter (mm)	250	500	320	500	320	500	500	500
X-rayTubeCurrent (mA s)	306	275	199	474	451	372	150	251
GeneratorPower	36 600	45 600	78 000	84 000	54 000	72 000	54 000	72 000
SingleCollimation Width	1,25		0,625		0,625	1,25	0,625	
TableSpeed	6,25	16,87	25,781	91,6	19,375	55,35	25,781	91,6
SpiralPitchFactor (mm)	0,625	1,35	0,515625	1,375	0,96875	0,96875	0,515625	1,375
PixelSpacing	0,390625	0,703125	0,384766	0,703125	0,292969	0,703125	0,3125	0,822266

Figure 16 : **Paramètres d'acquisition des Images DICOM Natives**

Méthodes de mesure

A. *CREATION DES PLANS DE COUPE*

a) LE PLAN DE COUPE TRANSVERSALE ARTICULAIRE : TA

C'est un plan transversal tangent au plateau vertébral supérieur de la vertèbre inférieure de l'étage intervertébral étudié. Il est en général parallèle au plan discal, il est placé 1mm en dessous du disque afin d'avoir une coupe corpororéale totalement osseuse. Le but de ce choix est de pouvoir visualiser le mur postérieur osseux qui sera un repère de mesure (parfois il faudra descendre 2 à 3 mm en dessous du disque pour l'étage L5-S1.

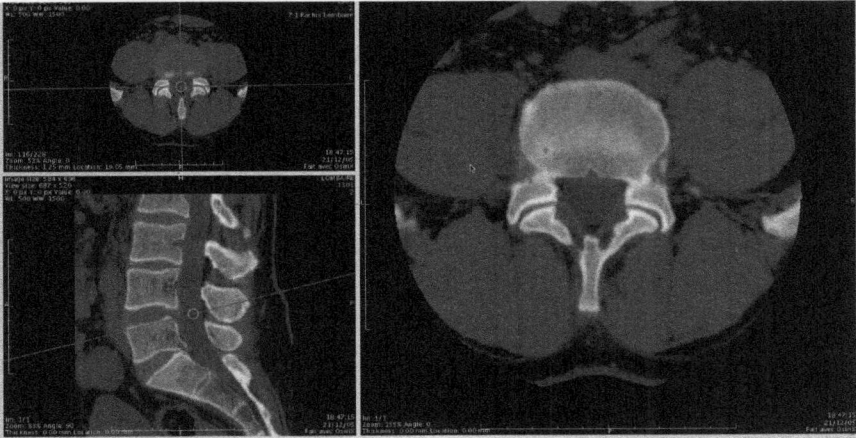

Figure 17 : Reconstruction du Plan Transversal Articulaire TA

La coupe transversale TA est réalisée pour 5 niveaux allant de L1 à S1. Ensuite on va positionner des points de repères sur l'image obtenue. Sur TA, il y a 10 points de repère allant de R1 à R10.

b) LE PLAN DE COUPE PARA SAGITTAL DROIT : SD

C'est un plan parasagittal passant par le milieu de l'articulation interapophysaire postérieure Droite.

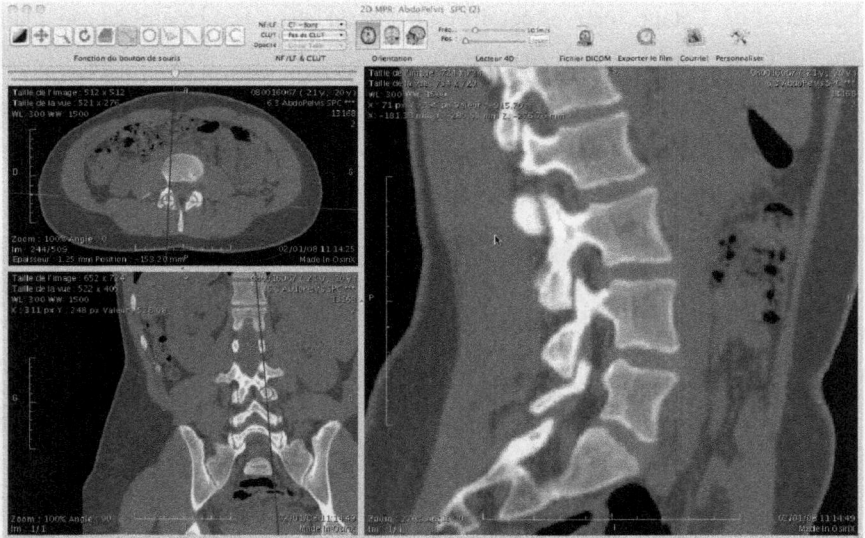

Figure 18 : Reconstruction du Plan Sagittale Droit SD

La coupe parasagittale SD est réalisée pour 5 niveaux allant de L1 à S1. Ensuite on va positionner des points de repères sur l'image obtenue. Sur SD, il y a 9 points de repère allant de R1 à R9.

c) LE PLAN DE COUPE PARA SAGITTAL GAUCHE: SG

C'est un plan parasagittal passant par le milieu de l'articulation interapophysaire
postérieure Gauche.

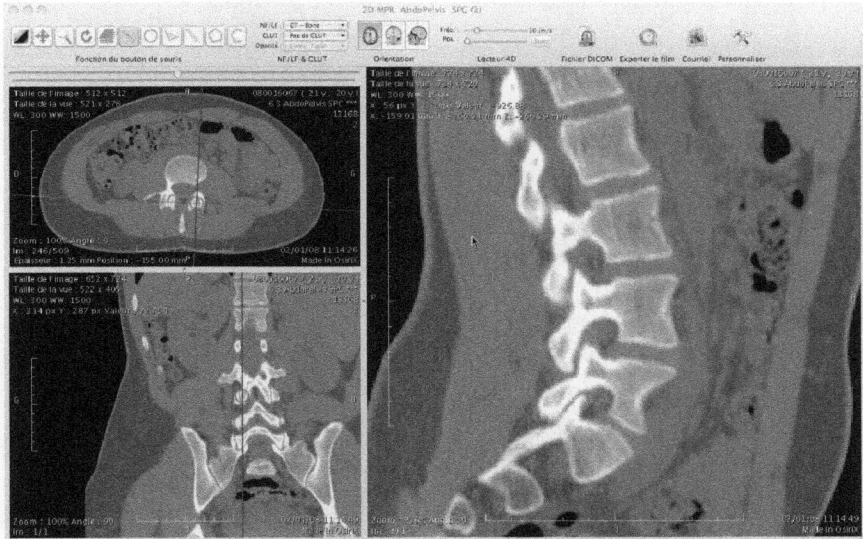

Figure 19 : Reconstruction du Plan Sagittale Gauche SG

La coupe parasagittale SG est réalisée pour 5 niveaux allant de L1 à S1. Ensuite
on va positionner des points de repères sur l'image obtenue. Sur SG, il y a 9
points de repère allant de R1 à R9.

d) LE PLAN DE COUPE FRONTAL BIARTICULAIRE: FB

C'est un plan Frontal parallèle au mur postérieur pour chaque vertèbre passant par le milieu de l'articulation interapophysaire postérieure Droite et Gauche. On doit visualiser les deux apophyses transverses avec leur plus grande surface osseuse. On visualise toujours l'arc postérieur et l'articulation avec la vertèbre sous-jacente.

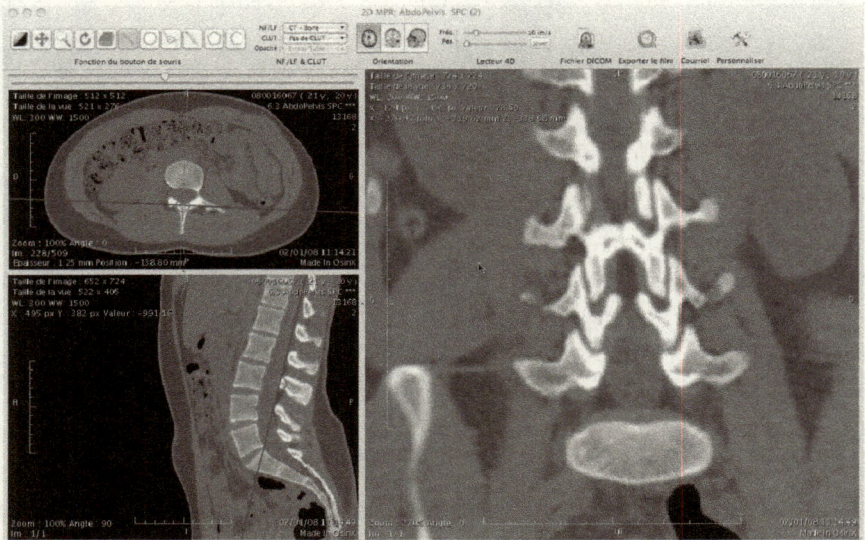

Figure 20 : Reconstruction du Plan Frontal Biarticulaire FB

La coupe frontale FB est réalisée pour 5 niveaux allant de L1 à S1. Ensuite on va positionner des points de repères sur l'image obtenue. Sur FB, il y a 8 points de repère allant de R1 à R8.

B. POSITIONNEMENT DES POINTS DE REPERES

a) R1 A R10 SUR TA

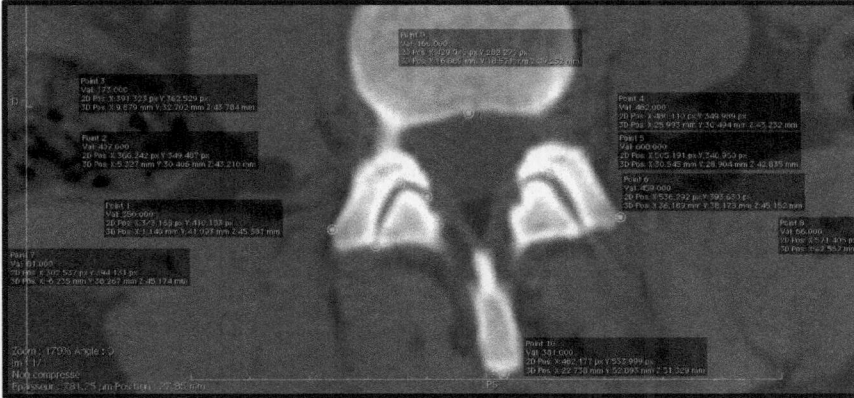

Figure 21 : Points de repères sur TA

o *R1 : Il correspond au point, de l'interligne articulaire Droite, le plus latéral.*

o *R2 : Il correspond au point, de l'interligne articulaire Droite qui est positionné entre R1 et R3 représentant le point le plus concave.*

o *R3 : Il correspond au point, de l'interligne articulaire Droite, le plus médial*

o *R4 : Il correspond au point, de l'interligne articulaire Gauche, le plus médial.*

o *R5 : Il correspond au point, de l'interligne articulaire Gauche qui est positionné entre R4 et R6 représentant le point le plus concave.*

o *R6 : Il correspond au point, de l'interligne articulaire Gauche, le plus latéral*

o *R7 :Il correspond au point, du massif articulaire Droit, le plus latéral. Il est extra articulaire*

o *R8 : Il correspond au point, du massif articulaire Gauche, le plus latéral. Il est extra articulaire*

o *R9 :Il correspond au point d'intersection entre l'axe sagittal et le mur postérieur osseux.*

o *R10 :Il correspond au point d'intersection entre l'axe sagittal et la partie la plus postérieure de l'apophyse épineuse osseuse.*

Méthodes de mesure

Ainsi, R9 et R10 se positionnent sur l'axe sagittal. Ensuite, R1, R2, R3 décrivent l'articulation vertébrale postérieure droite et devraient être symétriques de R4, R5, R6 pour le coté gauche

b) <u>R1 A R9 SUR SD ET SG</u>

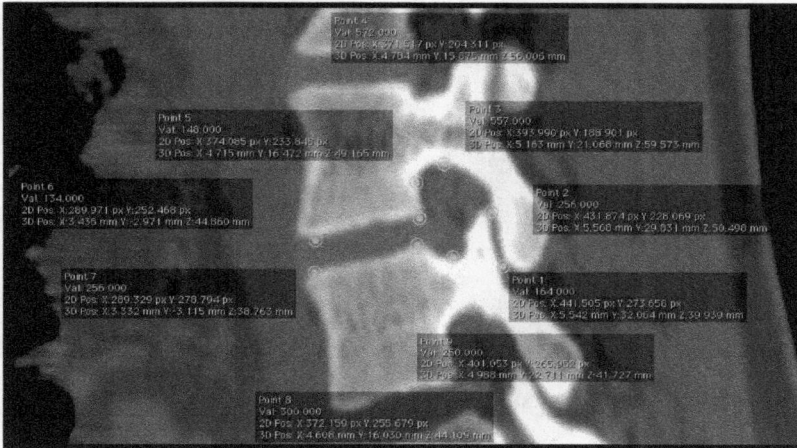

Figure 22 : Points de repères sur SD et SG

- o *R1 : Le point le plus caudal de l'interligne articulaire*
- o *R2 : Le point le plus cranial de l'interligne articulaire*
- o *R3 : Le point le plus cranial du foramen intervertébral*
- o *R4 : Le point le plus antérieur du foramen intervertébral*
- o *R5 : Le point le plus postérieur du plateau vertébral inférieur de l'espace étudié*
- o *R6 : Le point le plus anterieur du plateau vertébral inférieur de l'espace étudié*
- o *R7 : Le point le plus anterieur du plateau vertébral supérieur de l'espace étudié*
- o *R8 : Le point le plus postérieur du plateau vertébral supérieur de l'espace étudié*
- o *R9 : Le point le plus caudal du foramen intervertébral*

c) **R1 A R8 SUR FB**

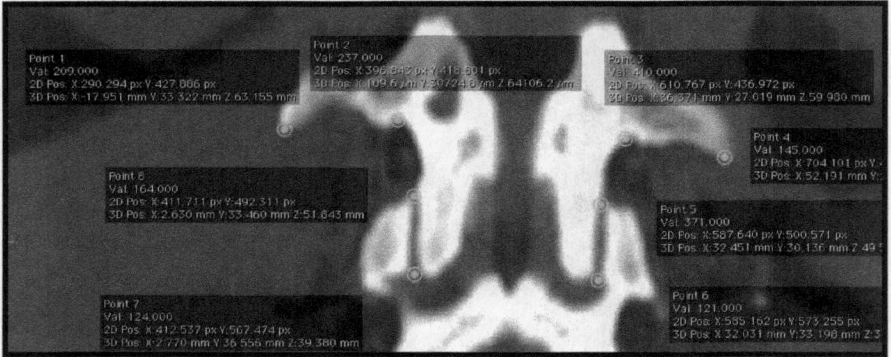

Figure 23 : Points de repères sur FB

- R1 :*Le point le plus caudal et latéral de l'apophyse transverse coté Droit.*
- R2 :*Le point le plus caudal et médial de l'apophyse transverse coté Droit.*
- R3 :*Le point le plus caudal et médial de l'apophyse transverse coté Gauche.*
- R4 :*Le point le plus caudal et latéral de l'apophyse transverse coté Gauche.*
- R5 :*Le point le plus cranial de l'articulation intervertébrale coté Gauche.*
- R6 :*Le point le plus caudal de l'articulation intervertébrale coté Gauche.*
- R7 :*Le point le plus caudal de l'articulation intervertébrale coté Droit.*
- R8 :*Le point le plus cranial de l'articulation intervertébrale coté Droit.*

C. *DEFINITION DES MESURES*

a) LE PLAN DE COUPE TRANSVERSALE ARTICULAIRE : TA

A partir de ces 10 points, on peut envisager différentes mesures. Nous en avons choisi 11:

5 mesures de distances, 3 mesures d'angles et 3 rayons de cercle.

o *Distances sur TA*

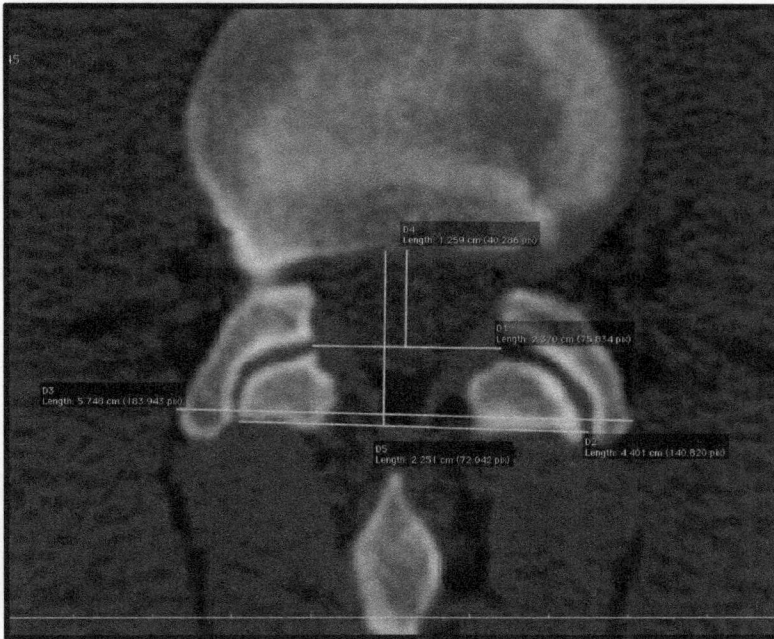

Figure 24 : Mesures de distances sur TA

- *D1 : distance entre R3R4 les faces médiales des surfaces articulaires*
- *D2 : distance entre R1R6 les faces latérales des surfaces articulaires*
- *D3 : distance entre R7R8 les faces les plus latérale des massifs articulaires*
- *D4 : distance entre R9 et D1 place antéropostérieure minimum disponible*
- *D5 : distance entre R9 et D2 place antéropostérieure maximum disponible*

41

o *Angles sur TA*

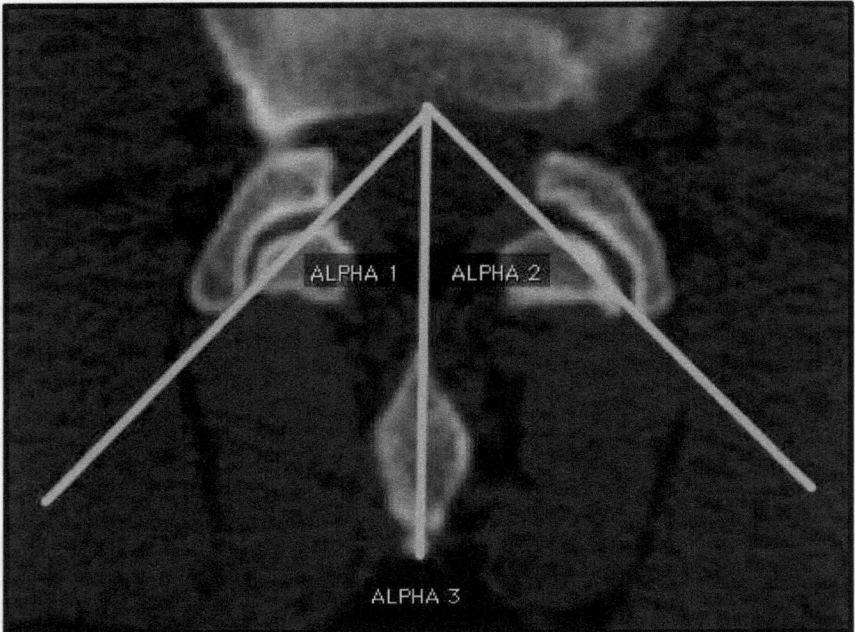

Figure 25 : Mesures de Angles sur TA

- *Alpha 1 : Angle entre le vecteur R3R1 et le vecteur R9R10*
- *Alpha 2 : Angle entre le vecteur R4R6 et le vecteur R9R10*
- *Alpha 3 : Angle entre le vecteur R3R1 et le vecteur R4R6*

Alpha 3 correspond à la convergence biarticulaire : c'est « l'étrave postérieure ». Cet angle permet d'éviter les erreurs de positionnement de l'axe sagittal (R9 et R10 ce sont révélé les 2 points les moins reproductibles lors du travail préliminaire).

o *Cercles sur TA*

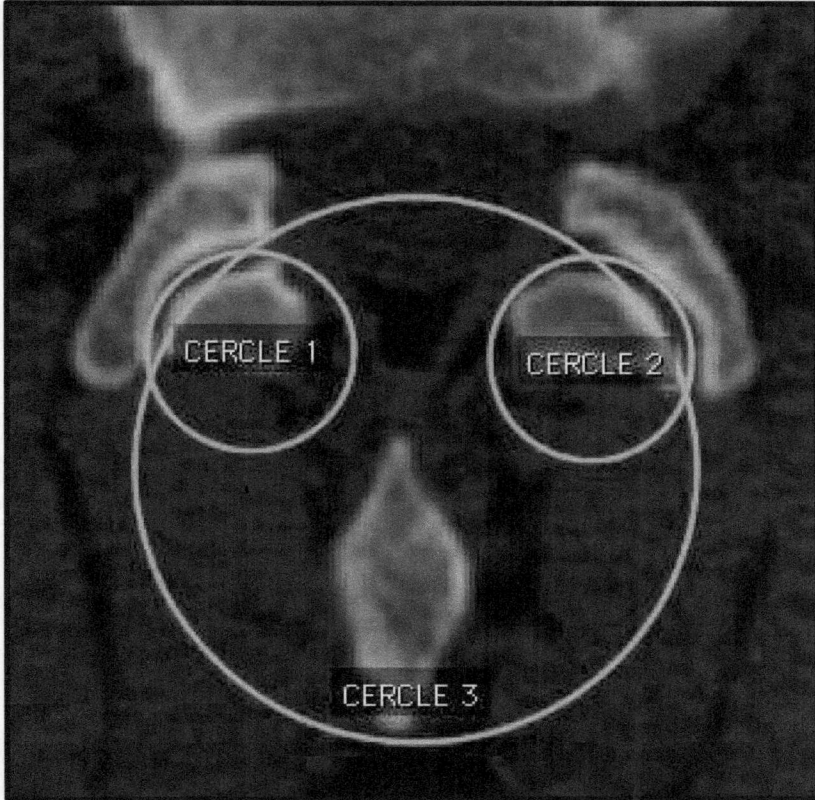

Figure 26 : Mesures de Cercles sur TA

- *Cercle 1 : Cercle mécanique de l'articulaire droite (cercle circonscrit au triangle R1R2R3)*
- *Cercle 2 : Cercle mécanique de l'articulaire Gauche(cercle circonscrit au triangle R4R5R6)*
- *Cercle 3 : Cercle mécanique articulaire bilatéral c'est « le gouvernail postérieur » (cercle commun aux points R1R2R3R4R5R6)*

b) LE PLAN DE COUPE PARA SAGITTAL DROIT : SD ET SG

o *Distances sur SD et SG*

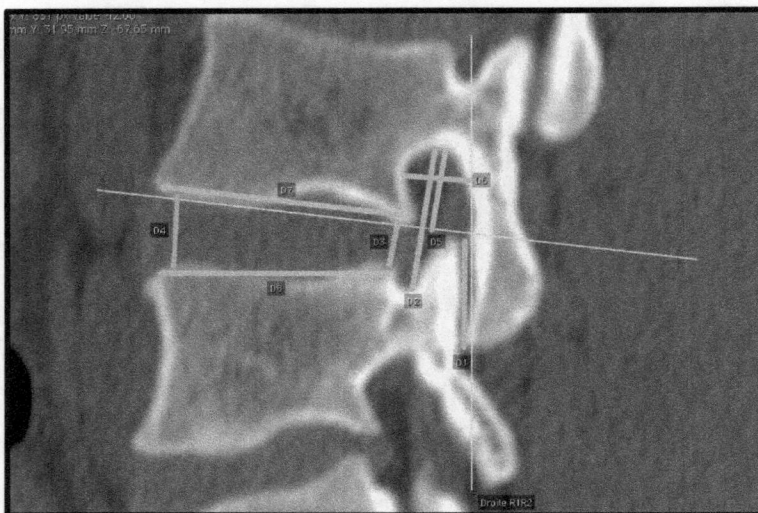

Figure 27 : Mesures de distances sur SD et SG

- *D1 : distance entre R1R2 qui correspond à la hauteur de l'articulaire*
- *D2 : distance entre R3R9 qui correspond à la hauteur du foramen intervertébral*
- *D3 : distance entre R5R8 qui correspond à la hauteur du disque en arrière et en zone parasagitale*
- *D4 : distance entre R6R7 qui correspond à la hauteur du disque en avant et en zone parasagitale*
- *D5 : distance entre R3 et la droite R5R6 (D7) qui correspond à la hauteur du foramen intervertébral dans sa partie radiculaire (foramen osseux pure)*
- *D6 : distance entre R4 et la droite R1R2 (D1) qui correspond à la profondeur antero postérieure du foramen intervertébral dans sa partie osseuse pure.*
- *D7 : distance entre R5R6 qui correspond à la profondeur antéropostérieure du plateau vertébral inférieur au niveau parasagital*
- *D8 : distance entre R7R8 qui correspond à la profondeur antéropostérieure du plateau vertébral supérieur au niveau parasagital*

o *Angles sur SD et SG*

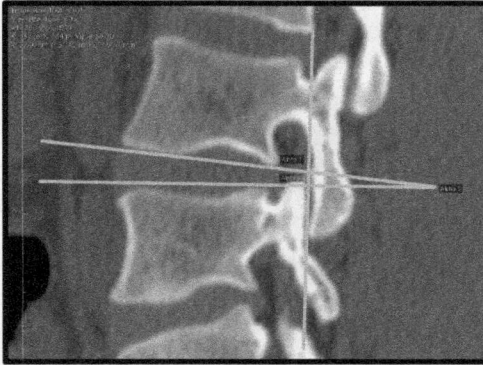

Figure 28 : Mesures de Angles sur SD et SG

- *Alpha 1 : Angle entre le vecteur R1R2 et le vecteur R5R6*
- *Alpha 2 : Angle entre le vecteur R1R2 et le vecteur R8R7*
- *Alpha 3 : Angle entre le vecteur R5R6 et le vecteur R8R7*

o *Cercles sur SD et SG*

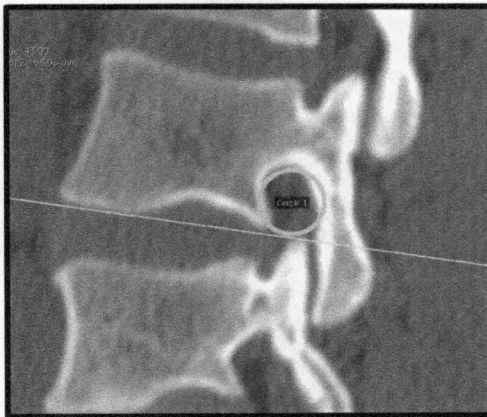

Figure 29 : Mesures des cercles sur SD et SG

- *Cercle 1 : Cercle décrivant le mieux le foramen osseux pure réunissant R2R3R4R5*

c) LE PLAN DE COUPE FRONTAL BIARTICULAIRE: FB

o *Distances sur FB*

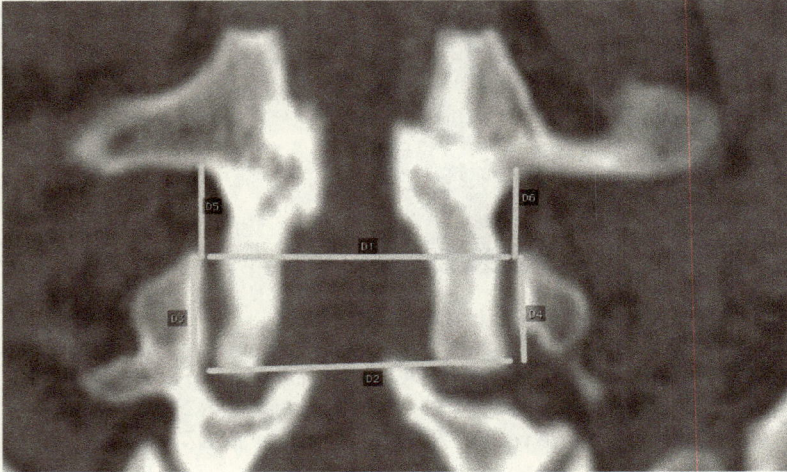

Figure 30 : Mesures de distances sur FB

- *D1 : distance entre R8R5 qui correspond à l'écart cranial entre les 2 articulaires*
- *D2 : distance entre R7R6 qui correspond à l'écart caudal entre les 2 articulaires*
- *D3 : distance entre R8R7 qui correspond à la hauteur de l'articulaire Droite*
- *D4 : distance entre R5R6 qui correspond à la hauteur de l'articulaire Gauche*
- *D5 : distance entre R2R8 qui correspond à la hauteur entre l'articulaire Droite et la transverse sus jacente.*
- *D6 : distance entre R3R5 qui correspond à la hauteur entre l'articulaire Gauche et la transverse sus jacente.*

o *Angles sur FB*

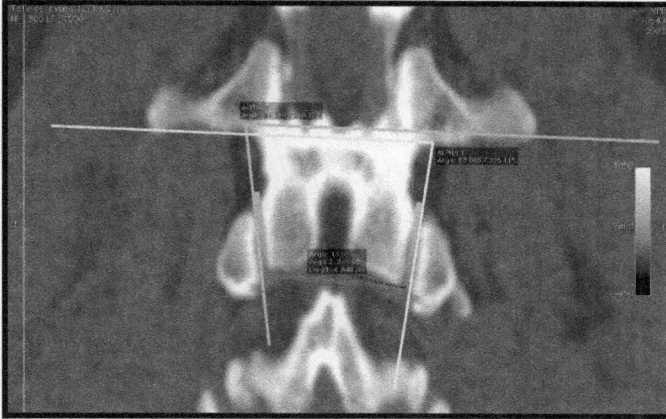

Figure 31 : Mesures de Angles sur FB

- *Alpha 1 : Angle entre les vecteurs R4R3R2R1 et le vecteur R5R6*
- *Alpha 2 : Angle entre les vecteurs R1R2R3R4 et le vecteur R8R7*
- *Alpha 3 : Angle entre le vecteur R6R5 et le vecteur R7R8*

o <u>*Cercles sur FB*</u>

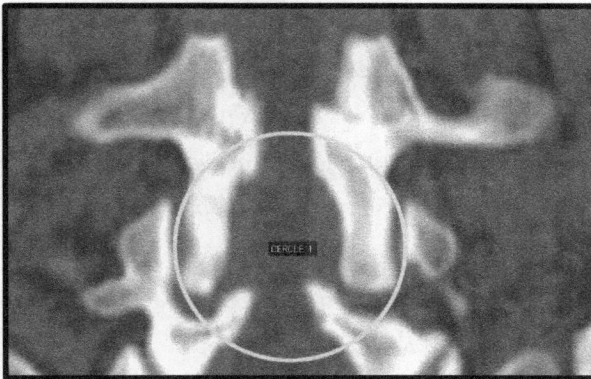

Figure 32 : Mesures de cercle sur FB

- *Cercle 1 : Cercle décrivant le mieux les 2 articulaires réunissant R5R6R7R8*

D. DEFINITION DES CALCULS MATHEMATIQUES

a) COUPE TA

○ *Distances sur TA*

- $D1 = \sqrt{[(R3x-R4x)2+(R3y-R4y)2+(R3z-R4z)2]} = \|\overrightarrow{R3R4}\|$
- $D2 = \sqrt{[(R1x-R6x)2+(R1y-R6y)2+(R1z-R6z)2]} = \|\overrightarrow{R1R6}\|$
- $D3 = \sqrt{[(R7x-R8x)2+(R7y-R8y)2+(R7z-R8z)2]} = \|\overrightarrow{R7R8}\|$
- $D4 = \sin(a\cos(\overrightarrow{R3R4} \bullet \overrightarrow{R3R9} / \|\overrightarrow{R3R4}\| \|\overrightarrow{R3R9}\|)) \|\overrightarrow{R3R9}\|$
- $D5 = \sin(a\cos(\overrightarrow{R1R6} \bullet \overrightarrow{R1R9} / \|\overrightarrow{R1R6}\| \|\overrightarrow{R1R9}\|)) \|\overrightarrow{R1R9}\|$

○ *Angles sur TA*

- *Alpha 1 :* $\alpha1 = a\cos(\overrightarrow{R3R1} \bullet \overrightarrow{R9R10} / \|\overrightarrow{R3R1}\| \|\overrightarrow{R9R10}\|)$
- *Alpha 2 :* $\alpha2 = a\cos(\overrightarrow{R4R6} \bullet \overrightarrow{R9R10} / \|\overrightarrow{R4R6}\| \|\overrightarrow{R9R10}\|)$
- *Alpha 3 :* $\alpha3 = a\cos(\overrightarrow{R3R1} \bullet \overrightarrow{R4R6} / \|\overrightarrow{R3R1}\| \|\overrightarrow{R4R6}\|)$

○ *Cercles sur TA*

- *Cercle 1 : Cercle mécanique de l'articulaire droite. C'est le cercle moyen passant par les points R1, R2, R3 et calculé d'après (Gander et al., 1994)*
- *Cercle 2 : Cercle mécanique de l'articulaire Gauche. C'est le cercle moyen passant par les points R4, R5, R6 et calculé d'après (Gander et al., 1994)*
- *Cercle 3 : Cercle mécanique articulaire bilatéral. C'est le cercle moyen passant par les points R1, R2, R3, R4, R5, R6 et calculé d'après (Gander et al., 1994)*

b) <u>COUPES SD ET SG</u>

○ *Distances sur SD et SG*

- $D1 = \overline{\|R1R2\|}$
- $D2 = \overline{\|R3R9\|}$
- $D3 = \overline{\|R5R8\|}$
- $D4 = \overline{\|R6R7\|}$
- $D5 = \sin(a\cos(\overrightarrow{R5R6} \bullet \overrightarrow{R5R3} / \|\overrightarrow{R5R6}\| \|\overrightarrow{R5R3}\|)).\|\overrightarrow{R5R3}\|$
- $D6 = \sin(a\cos(\overrightarrow{R1R2} \bullet \overrightarrow{R1R4} / \|\overrightarrow{R1R2}\| \|\overrightarrow{R1R4}\|)).\|\overrightarrow{R1R4}\|$
- $D7 = \overline{\|R5R6\|}$
- $D8 = \overline{\|R7R8\|}$

○ *Angles sur SD et SG*

- *Alpha 1 :* $\alpha1 = a\cos(\overrightarrow{R1R2} \bullet \overrightarrow{R5R6} / \|\overrightarrow{R1R2}\| \|\overrightarrow{R5R6}\|)$
- *Alpha 2 :* $\alpha2 = a\cos(\overrightarrow{R1R2} \bullet \overrightarrow{R8R7} / \|\overrightarrow{R1R2}\| \|\overrightarrow{R8R7}\|)$
- *Alpha 3 :* $\alpha3 = a\cos(\overrightarrow{R5R6} \bullet \overrightarrow{R8R7} / \|\overrightarrow{R5R6}\| \|\overrightarrow{R8R7}\|)$

○ *Cercles sur SD et SG*

- *Cercle 1 : Cercle décrivant le mieux le foramen osseux pure réunissant R2R3R4R5. C'est le cercle moyen passant par les points R2, R3, R4, R5.*

c) __COUPES FB__

○ _Distances sur FB_

- $D1 = \overline{\|R5R8\|}$
- $D2 = \overline{\|R6R7\|}$
- $D3 = \overline{\|R7R8\|}$
- $D4 = \overline{\|R5R6\|}$
- $D5 = \overline{\|R2R8\|}$
- $D6 = \overline{\|R3R5\|}$

○ _Angles sur FB_

- _Alpha 1 :_ $\alpha1 = a\cos(\overrightarrow{R4R3R2R1} \cdot \overrightarrow{R5R6} / \|\overrightarrow{R4R3R2R1}\|\|\overrightarrow{R5R6}\|)$
- _Alpha 2 :_ $\alpha2 = a\cos(\overrightarrow{R1R2R3R4} \cdot \overrightarrow{R8R7} / \|\overrightarrow{R1R2R3R4}\|\|\overrightarrow{R8R7}\|)$
- _Alpha 3 :_ $\alpha3 = a\cos(\overrightarrow{R6R5} \cdot \overrightarrow{R7R8} / \|\overrightarrow{R6R5}\|\|\overrightarrow{R7R8}\|)$

○ _Cercles sur FB_

- _Cercle 1 : Cercle décrivant le mieux les 2 articulaires réunissant R5R6R7R8. C'est le cercle moyen passant par les points R5, R6, R7, R8 (calculé d'après les travaux de Thompson [58])_

Remarque : Il n'existe pas d'erreur de mesure mais seulement de positionnement.

E. *ANALYSE STATISTIQUES*

Nos objectifs étaient de répondre à plusieurs questions à partir des 90 000 mesures réalisées :

1) Quelles sont les valeurs de distance, d'angle et de cercle faites sur 400 sujets en coupes transversales, parasagittales droit et gauche et enfin frontales réalisées sur 5 niveaux ? Nous déterminerons les valeurs minimum, maximum ainsi que la moyenne et l'écart type.

2) Sur chaque plan (TA, SD, SG et FB), les mesures calculées de distance, d'angle et de cercles sont-elles corrélées au niveau intervertébral, au groupe d'âge, au sexe ou même au groupe lombalgique ou non ?. Nous avons réalisé des analyses de variance à un facteur : ANOVA

3) Les mesures réalisées nous permettraient-elles, sur une pièce anatomique isolée, de déterminer le sexe du sujet ou son groupe d'âge. Nous avons calculé un coefficient de discriminance homme / femme pour chaque mesure sur les 4 plans. Nous avons donc réalisé une analyse discriminante pour déterminer, lorsque cela était possible, la valeur seuil et l'équation permettant, pour chaque mesure de prédire, le sexe du sujet. Nous avons également cherché si une mesure effectuée est prédictive du groupe d'âge.

L'interprétation des tests statistiques a été faite avec un risque Alpha de 0,05

Toutes ces questions ont été prises en charge par le laboratoire de Santé Publique du CHU de Nice et du Département d'Informatique Médical avec l'aide du Pr. P Staccini.

F. CODIFICATION DES DONNEES

La série est divisée en 400 dossiers allant de SL001 à SL200 pour les scanners lombaires et allant de SA001 à SA200 pour les scanners Abdominaux (chaque patient est référencé dans un tableur type Excel) ce qui renforce l'anonymisation. Cette base de données va être rangée selon une arborescence simple et compréhensible.

On a donc élaboré un système de codage des dossiers et sous dossiers inclus dans la base de données.

Par exemple la coupe Transversale Articulaire faite sur L2L3, pour le sujet SL001 sera codifiée L2L3TASL001

Par exemple la même coupe parasagittale Droite SD faite sur L2L3 pour le sujet SL001 sera codifiée L2L3SDSL001

TA pour la même coupe Transversale Articulaire.

SD pour la même coupe Parasagittale Droite.

SG pour la même coupe Parasagittale Gauche.

FB pour la même coupe Frontale Biarticulaire.

Dans cette étude, toutes les informations dégagées par cette coupe auront le même codage. Donc pour cette même coupe L2L3TA SL001, on aura une déclinaison de fichiers ayant des formats informatiques différents.

Méthodes d'analyse

En résumé, le codage des fichiers de données est le suivant:

1.   Niveaux étudiés (L2L3 à L5S1)

2.   Type de plan: Transversal (TA), Sagittal (SD ou SG) ou Frontal (FB)

3.   N° du Sujets (SL001à SL200 puis SA001 à SA200)

De la même manière, un fichier .Csv ou .Xls qui résume les coupes TA de L1L2, L2L3, L3L4, L4L5 et L5S1 sera nommé TASL001.

Ce codage est utilisé pour 3 types de fichiers:

.dcm: fichier dicom : image de ce plan sauvegardée avec les points de référence positionnés

.csv: fichier contenant les coordonnées brutes exportées de l'image précédente

.xls: fichier contenant les coordonnées exportées du fichier csv utilisable dans Excel

De même pour le numéro des points sur les coupes ils sont incrémentés de la façon suivante :

Points 1 à 10 sur TA, 1 à 9 sur SD et SG et 1 à 8 sur FB sont positionnés sur L1L2

Points 11 à 20 sur TA, 10 à 18 sur SD et SG et 9 à 16 sur FB sont positionnés sur L2L3

Points 21 à 30 sur TA, 19 à 27 sur SD et SG et 17 à 24 sur FB sont positionnés sur L3L4

Points 31 à 40 sur TA, 28 à 36 sur SD et SG et 25 à 32 sur FB sont positionnés sur L4L5

Points 41 à 50 sur TA, 37 à 45 sur SD et SG et 33 à 40 sur FB sont positionnés sur L5S1

G. *CHRONOLOGIE DE L'ETUDE*

Il y a plusieurs phases successives pour ce travail.

> ### Phase 1 :

Création d'une base de données Lombonice 2005 et utilisation des sous-bases LOMBOSCAN 2005 et CONTROLSCAN 2005 (Figure 34) afin d'en extraire 400 patients selon les critères d'inclusion définis.

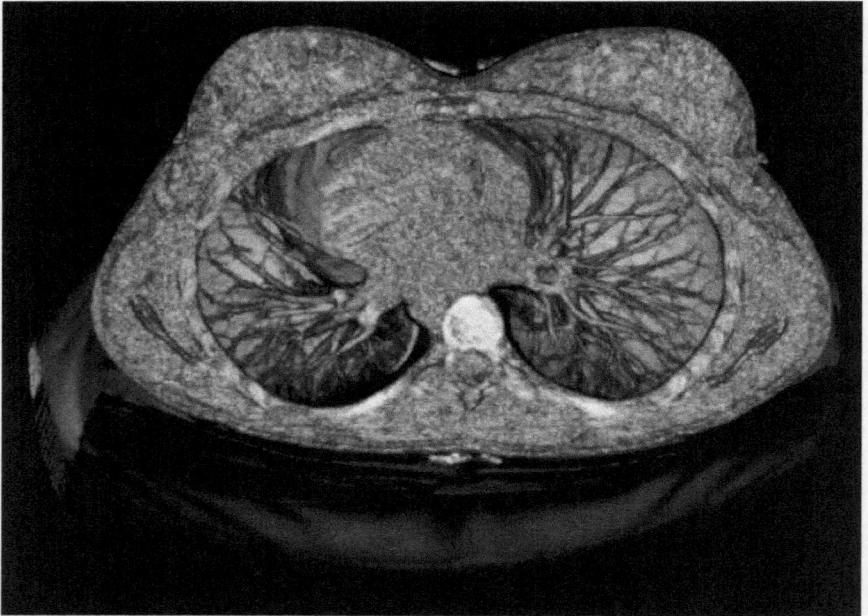

Figure 33 : Acquisition d'un volume de données DICOM issues des coupes natives

> ### Phase 2 :

Nous avons modifié les constrastes afin de visualiser au mieux les structures osseuses.

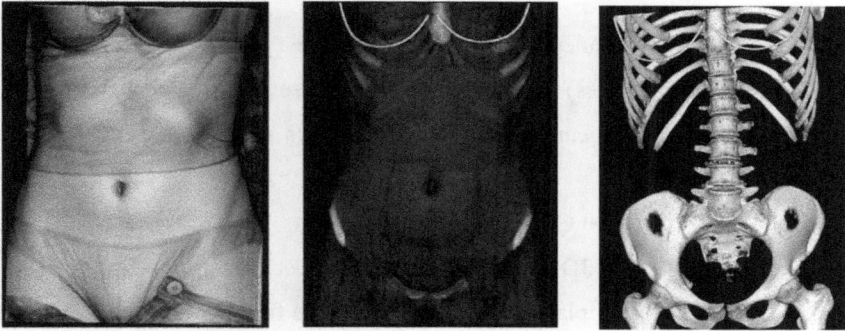

Figure 34 : Modification des paramètres d'affichage afin de visualiser le rachis lombaire en modulant la fenêtre des contrastes (Fenêtre Osseuse)

Ensuite nous avons réalisé les reconstructions et les enregistrements de nouveaux plans de coupe TA, SD, SG et FB à partir des données natives (avec une épaisseur de coupe de 1,25 mm).

➤ *Phase 3 :*

Positionnement des points de repères sur les 4 plans pour les 400 patients et pour 5 niveaux intervertébraux. R1 à R50 (x, y) pour TA, R1 à R45 (x, y) pour SD et SG puis R1 à R40 (x, y) pour FB. Au total **72 000 points de repères** sont positionnés.

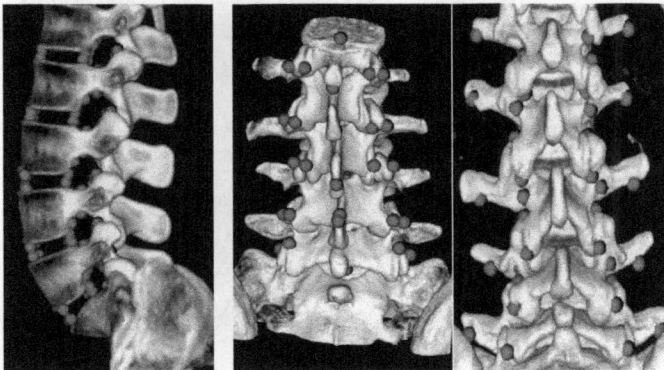

Figure 35 : Représentation 3D du positionnement de tous les points de repère sur TA, SD & SG et FB

Méthodes d'analyse

> ➤ *Phase 4 :*

Exportation des coordonnées des points de repères pour ne pas avoir à les recopier (erreurs possibles). Au terme de cette phase 4, on a **1600 fichiers** au format « .csv » qui contiennent les coordonnées des points de repères pour 5 niveaux.

On récupère ainsi **216 000 Coordonnées en x, y et z.**

Voici une représentation 3D de tous les points de repères positionnés sur un seul patient en fonction des 3 plans de l'espace en vue de face puis de profil (Figure 36)

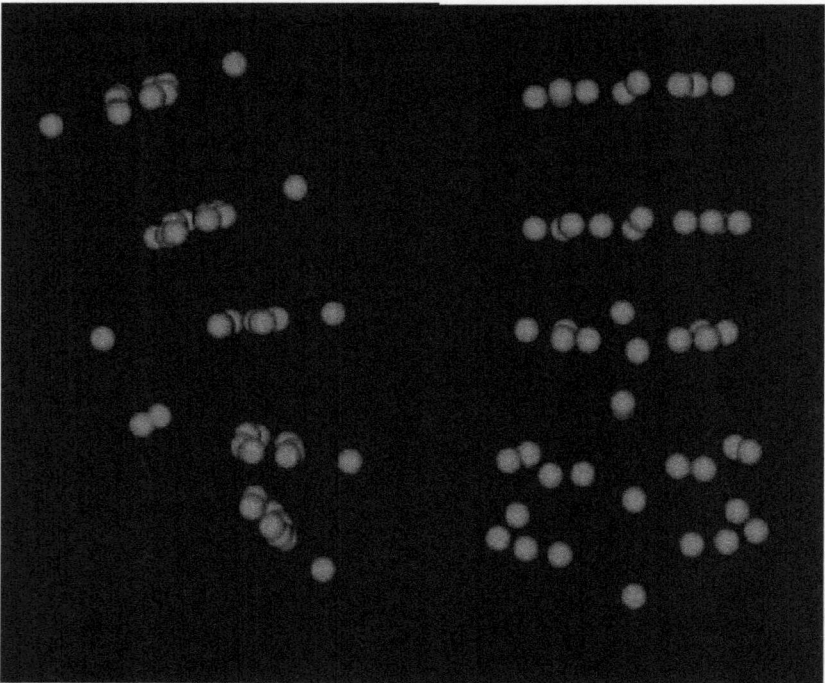

TA de Profil   TA de Face

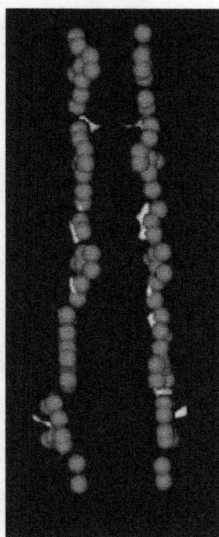 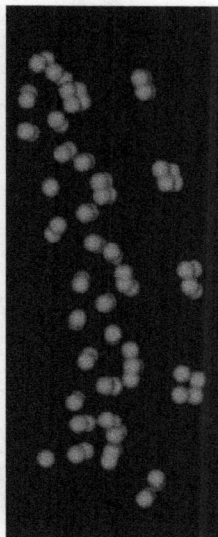

SD&SG de Face   **SD&SG de Profil**

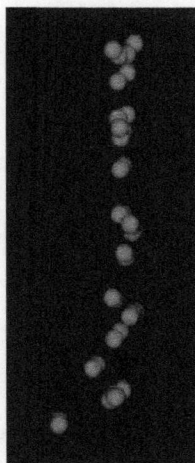 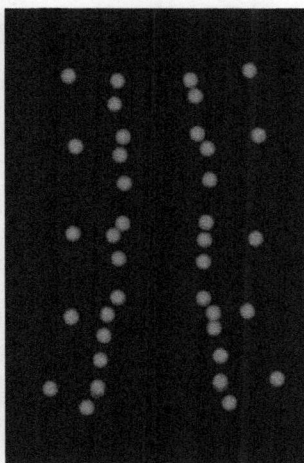

FB de Profil   **FB de Face**

Figure 36 : Les coordonnées des voxels sont exportées

➢ **_Phase 5 :_**

Conversion de tous les fichiers « csv » en un seul et même fichier Excel grâce au logiciel MATLAB.

➢ **_Phase 6 :_**

Réalisation de tous les calculs nécessaires à l'obtention des mesures calculées et cela pour les 400 patients et pour 5 niveaux par patient. Par niveau, on mesure: 5 distances, 3 angles et 3 cercles pour TA, 8 distances, 3 angles et 1 cercle pour SD et SG et 6 distances, 3 angles et 1 cercle pour FB pour chaque patient..

➢ **_Phase 7 :_**

Analyse statistique avec :

- Analyse descriptive des données mesurées

- Recherche de corrélations statistiques et de différences statistiques entre les différents groupes de patients.

RESULTATS

Résultats

Nous avons créé 4 coupes par niveau intervertébral. Nous avons analysé 5 niveaux par sujet pour les 400 sujets. Nous avons donc créé **8 000 plans de coupe** (20 plans par patients).

Ensuite, nous avons positionné manuellement 36 points par niveau intervertébral, soit un total de **72 000 points de repères avec leur coordonnées** mis en place (180 points par sujet).

Enfin, les mesures (distances, angles et cercles) calculées sur les 4 plans de coupes par niveau représentent **90 000 mesures** (22 000 sur TA, 48 000 sur SD & SG et 20 000 sur FB) sont calculées pour les 400 sujets (225 mesures par sujet).

L'analyse de ces résultats s'est faite selon trois axes principaux :

Premièrement, une analyse descriptive de toutes les mesures réalisées par niveau ainsi que la représentation visuelle de toutes les mesures étage par étage.

Deuxièmement, la recherche de différences significatives entre plusieurs groupes de patients : en fonction des groupes d'âge, du niveau intervertébral, du type de patient lombalgique ou non ou du sexe des sujets.

Troisièmement, une analyse discriminante qui permet de déterminer le sexe du sujet ou le groupe d'âge du sujet à partir d'une mesure faite sur l'arc postérieur.

Enfin, nous avons relevé les particularités anatomiques détectées lors de la réalisation des mesures ainsi que le temps nécessaire pour cela.

1. ANALYSE DESCRIPTIVE DES MESURES

Sur 400 patients, les mesures de distances (en mm), d'angles (en °) et de rayon de cercle (en mm) sont représentées dans les tableaux suivants :

a) POUR LES COUPES TRANSVERSALES TA

> #### Les mesures de distances sur TA

Pour la distance D1, la mesure augmente entre L1 et S1:

TAD1	L1L2	L2L3	L3L4	L4L5	L5S1
MOYENNE	**18,7**	**18,6**	**19,5**	**22,3**	**27,6**
MINIMUM	10,3	9,1	13,3	14,1	16,8
MAXIMUM	24,5	26,3	30,4	35,3	42,5
ECART TYPE	2,2	2,4	3,0	4,0	4,5

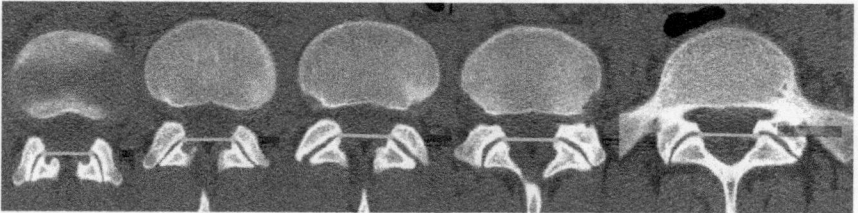

Figure 37 : Résultats pour D1 en allant de L1 à S1 sur TA

Résultats

Pour la distance D2, la mesure augmente entre L1 et S1:

TAD2	L1L2	L2L3	L3L4	L4L5	L5S1
MOYENNE	**30,0**	**33,1**	**37,8**	**47,1**	**55,8**
MINIMUM	20,7	18,9	17,6	22,5	34,1
MAXIMUM	49,3	54,7	60,4	67,7	79,6
ECART TYPE	3,8	4,8	6,0	7,2	6,6

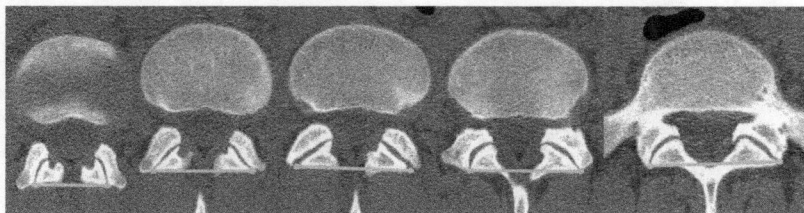

Figure 38 : Résultats pour D2 en allant de L1 à S1 sur TA

Pour la distance D3, la mesure augmente entre L1 et S1:

TAD3	L1L2	L2L3	L3L4	L4L5	L5S1
MOYENNE	**43,7**	**45,7**	**49,5**	**57,0**	**61,3**
MINIMUM	34,0	36,4	38,2	41,6	46,3
MAXIMUM	58,9	60,1	69,3	74,7	76,8
ECART TYPE	4,2	4,2	4,9	5,5	5,6

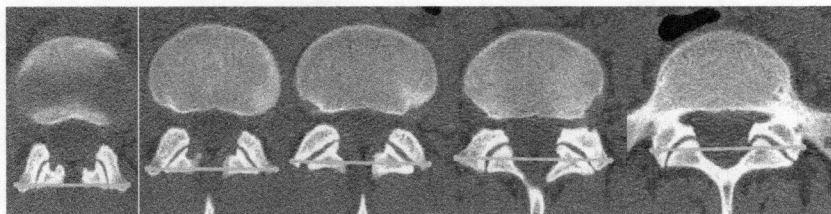

Figure 39 : Résultats pour D3 en allant de L1 à S1 sur TA

Pour la distance D4, la mesure diminue entre L1 et S1:

TAD4	L1L2	L2L3	L3L4	L4L5	L5S1
MOYENNE	14,6	13,3	12,2	10,7	9,7
MINIMUM	6,6	5,6	6,8	5,0	0,9
MAXIMUM	20,2	19,8	17,0	16,0	16,7
ECART TYPE	1,8	2,0	1,8	2,1	2,5

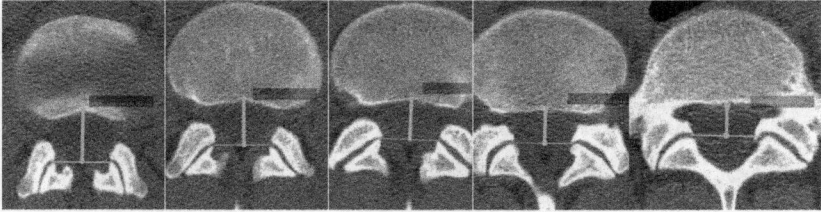

Figure 40 : Résultats pour D4 en allant de L1 à S1 sur TA

Pour la distance D5, la mesure diminue entre L1 et S1:

TAD5	L1L2	L2L3	L3L4	L4L5	L5S1
MOYENNE	26,8	26,1	24,4	21,7	20,1
MINIMUM	18,8	16,1	16,0	13,3	9,0
MAXIMUM	35,5	33,6	33,3	30,1	30,4
ECART TYPE	2,4	2,5	2,6	2,8	3,6

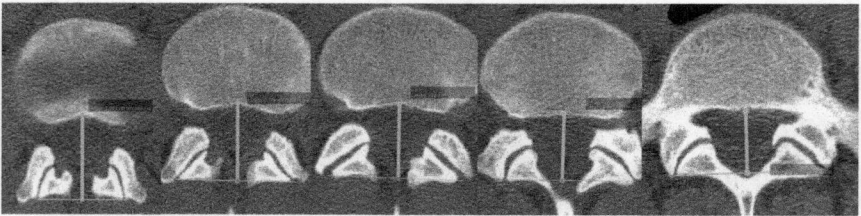

Figure 41 : Résultats pour D5 en allant de L1 à S1 sur TA

Résultats

➤ *Les mesures d'angle sur TA*

Pour les angles A1, A2 et A3, la mesure augmente entre L1 et S1:

TAA1	L1L2	L2L3	L3L4	L4L5	L5S1
MOYENNE	**24,2**	**29,7**	**36,8**	**47,4**	**53,7**
MINIMUM	2,4	5,1	6,4	6,1	26,5
MAXIMUM	57,8	61,9	69,0	85,9	89,6
ECART TYPE	8,3	8,9	10,9	11,7	10,9
TAA2	L1L2	L2L3	L3L4	L4L5	L5S1
MOYENNE	**25,6**	**29,1**	**36,8**	**48,8**	**53,0**
MINIMUM	4,0	2,3	1,2	14,1	19,2
MAXIMUM	61,6	58,1	67,2	78,5	88,6
ECART TYPE	8,0	8,8	10,5	10,8	10,3
TAA3	L1L2	L2L3	L3L4	L4L5	L5S1
MOYENNE	**49,8**	**58,8**	**73,6**	**96,3**	**106,7**
MINIMUM	11,1	9,2	5,8	20,2	56,3
MAXIMUM	111,9	120,0	134,9	164,3	178,2
ECART TYPE	14,5	16,1	19,7	20,3	18,6

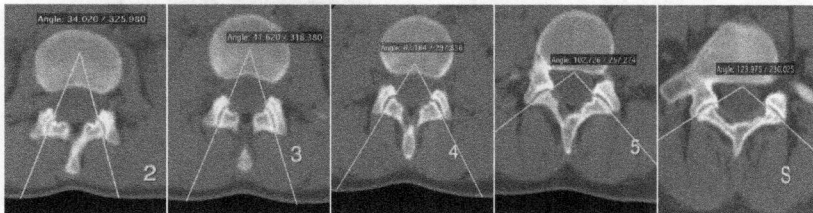

Figure 42 : Résultats pour les Angles A1, A2 et A3 en allant de L1 à S1 sur TA

> ## *Les mesures de rayon de cercle sur TA*

Pour les cercles C1, C2 et C3, les rayons augmentent entre L1 et S1:

TAC1	L1L2	L2L3	L3L4	L4L5	L5S1
MOYENNE	**10,3**	**12,3**	**11,3**	**14,2**	**66,5**
MINIMUM	4,5	6,0	5,4	5,9	6,9
MAXIMUM	35,3	234,0	65,6	157,8	13986,4
ECART TYPE	3,5	15,2	5,4	11,0	700,2
TAC2	L1L2	L2L3	L3L4	L4L5	L5S1
MOYENNE	**12,5**	**12,5**	**12,3**	**15,8**	**31,9**
MINIMUM	5,2	6,4	5,9	6,7	8,0
MAXIMUM	182,3	87,9	216,5	103,6	725,4
ECART TYPE	12,4	7,2	14,3	12,2	60,2
TAC3	L1L2	L2L3	L3L4	L4L5	L5S1
MOYENNE	**15,6**	**17,3**	**20,8**	**31,0**	**51,7**
MINIMUM	11,6	11,3	11,6	13,2	18,3
MAXIMUM	31,7	40,2	56,6	181,3	1718,3
ECART TYPE	2,1	2,8	4,8	12,1	86,0

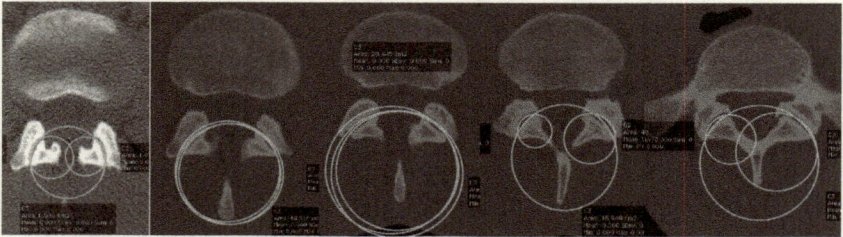

Figure 43 : Résultats pour les rayons de cercles C1, C2 et C3 en allant de L1 à S1 sur TA

En ce qui concerne les cercles décrivant le mieux la concavité et ainsi la forme des articulaires, nous avons comparé les rayons des cercles C1, C2 et C3 et cela pour chaque niveau (Figures à 36 à 41). La symétrie droite gauche se voit au croisement de la ligne décrivant les valeurs du rayon de C1 et de C2. Le croisement des 3 lignes signifie l'existence d'un cercle mécanique unique commun et identique pour la droite, la gauche et les deux réunis. Ce croisement des Trois lignes reste anecdotique, quelque soit le niveau étudié.

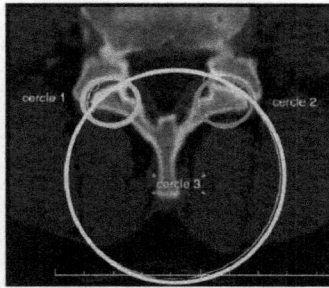

Figure 44 : Rappel des 3 cercles mécaniques

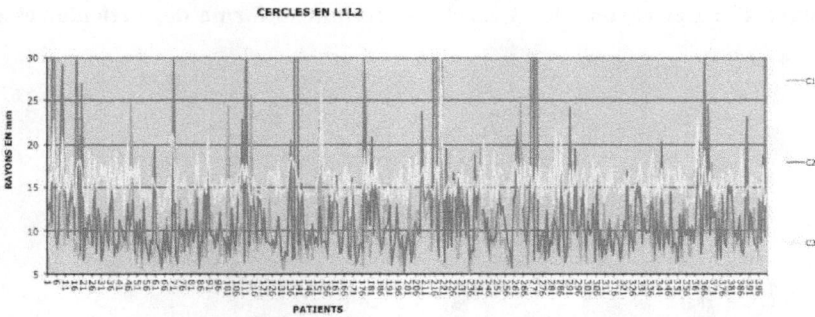

Figure 45 : Les rayons des 3 cercles décrivant la forme des articulaires en L1L2

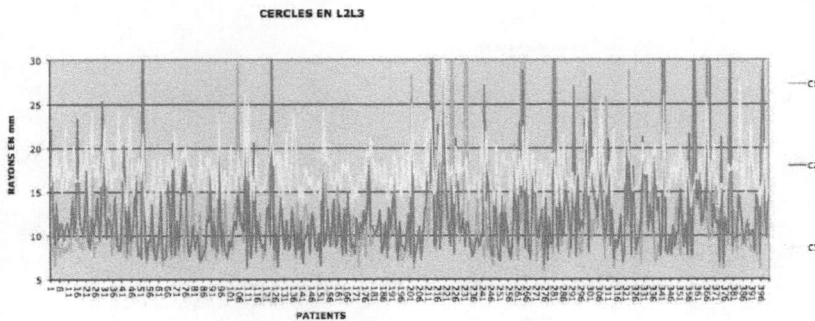

Figure 46 : Les rayons des 3 cercles décrivant la forme des articulaires en L2L3

Résultats

CERCLES EN L3L4

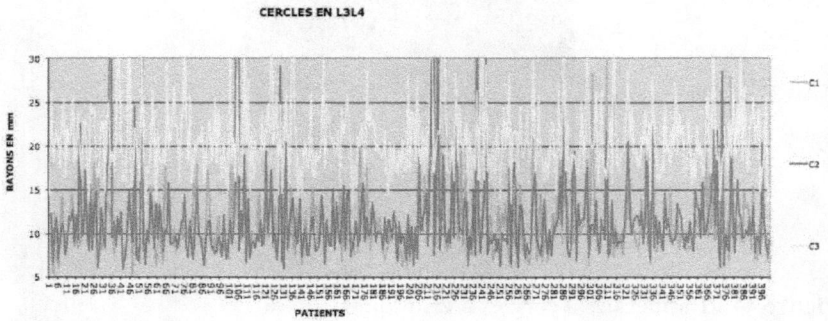

Figure 47 : Les rayons des 3 cercles décrivant la forme des articulaires en L3L4

CERCLES EN L4L5

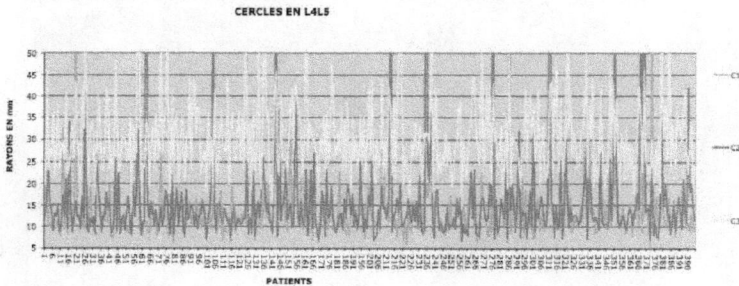

Figure 48 : Les rayons des 3 cercles décrivant la forme des articulaires en L4L5

CERCLES EN L5S1

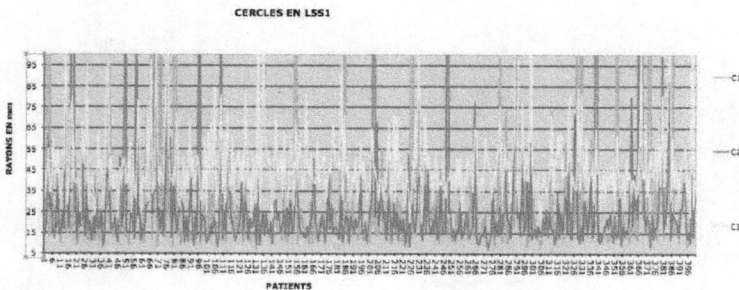

Figure 49 : Les rayons des 3 cercles décrivant la forme des articulaires en L5S1

Enfin nous avons dénombré d'une part le nombre de cas où les rayons Droit et Gauche sont très proches (C2-C1 <1mm) ce qui signifie une symétrie droite gauche et cela ne représente que la moitié des cas. Nous avons d'autre part cherché à dénombrer dans combien de cas les cercles articulaires postérieurs droit, gauche et bilatéraux se confondent ce qui ferait évoquer que l'axe de rotation des 2 articulaires est identique et confondu mais cela est extrêmement rare dans notre étude (2,8% à 11% selon le niveau étudié)

Effectif	L1L2	L2L3	L3L4	L4L5	L5S1
Symétrie Gauche-droite : C2-C1< 1mm	235 (58,8%)	234 (58,5%)	256 (64%)	219 (54,8%)	207 (51,8%)
C3-C2< 1mm	60 (15%)	49 (12,3%)	23 (5,8%)	19 (4,8%)	41 (10,3%)
C3-C1< 1mm	34 (8,5%)	30 (7,5%)	19 (4,8%)	11 (2,8%)	46 (11,5%)
C1-C2-C3 identiques : Somme des écarts des 3 cercles < 1mm	29 (7,3%)	28 (7%)	16 (4%)	11 (2,8%)	44 (11%)

Figure 50 : Dénombrement des écart de rayon de cercle inférieur à 1 mm sur 400 patients

b) POUR LES COUPES SAGITALES SD

> ### *Les mesures de distances sur SD*

Pour les distances D1 à D5, il n'y a pas d'évolution progressive en fonction du niveau puisqu'il y a moins de 3 mm entre les différentes mesures de L1 et de S1

SDD1	L1L2	L2L3	L3L4	L4L5	L5S1
MOYENNE	**17,0**	**17,3**	**17,6**	**18,1**	**17,7**
MINIMUM	11,0	10,2	10,9	10,7	11,2
MAXIMUM	26,7	29,7	31,6	29,0	30,2
ECART TYPE	2,7	3,3	3,4	3,2	2,7
SDD2	L1L2	L2L3	L3L4	L4L5	L5S1
MOYENNE	**19,5**	**20,8**	**20,3**	**18,9**	**17,5**
MINIMUM	11,9	11,3	12,8	12,2	7,2
MAXIMUM	26,0	30,1	32,9	26,0	27,0
ECART TYPE	2,5	2,8	2,9	2,6	2,8
SDD3	L1L2	L2L3	L3L4	L4L5	L5S1
MOYENNE	**4,8**	**5,3**	**5,2**	**4,8**	**3,8**
MINIMUM	1,0	1,6	1,6	1,3	1,3
MAXIMUM	9,3	10,6	11,0	10,2	8,8
ECART TYPE	1,5	1,7	1,8	1,7	1,4
SDD4	L1L2	L2L3	L3L4	L4L5	L5S1
MOYENNE	**7,5**	**8,1**	**8,5**	**8,5**	**7,6**
MINIMUM	1,8	1,8	1,7	1,5	1,4
MAXIMUM	12,4	13,5	13,8	16,3	14,9
ECART TYPE	1,8	2,0	1,9	2,6	2,8
SDD5	L1L2	L2L3	L3L4	L4L5	L5S1
MOYENNE	**11,8**	**12,3**	**12,2**	**11,8**	**10,7**
MINIMUM	5,1	6,9	7,4	7,3	5,0
MAXIMUM	17,8	18,6	19,8	17,6	16,5
ECART TYPE	1,8	2,0	2,0	1,9	2,0

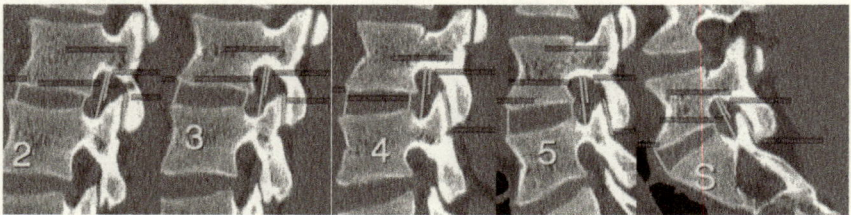

Figure 51 : Résultats pour les distances D1 à D5 en allant de L1 à S1 sur SD

Résultats

Pour les distances D6 à D8, il n'y a pas d'évolution progressive en fonction du niveau puisqu'il y a moins de 3 mm entre les différentes mesures de L1 et de S1.

SDD6	L1L2	L2L3	L3L4	L4L5	L5S1
MOYENNE	10,6	10,9	10,2	9,6	10,2
MINIMUM	4,0	3,7	4,0	1,3	1,1
MAXIMUM	18,1	19,2	16,8	16,4	19,5
ECART TYPE	1,9	2,1	2,2	2,4	2,8
SDD7	L1L2	L2L3	L3L4	L4L5	L5S1
MOYENNE	23,3	23,6	23,9	22,7	20,5
MINIMUM	15,2	14,7	15,6	13,8	11,5
MAXIMUM	38,0	41,4	40,1	34,1	31,1
ECART TYPE	3,5	3,6	3,3	3,2	3,2
SDD8	L1L2	L2L3	L3L4	L4L5	L5S1
MOYENNE	23,0	23,2	23,6	22,8	20,7
MINIMUM	15,5	14,6	15,4	14,6	10,7
MAXIMUM	40,0	39,0	39,0	34,4	31,0
ECART TYPE	3,6	3,7	3,3	3,4	3,3

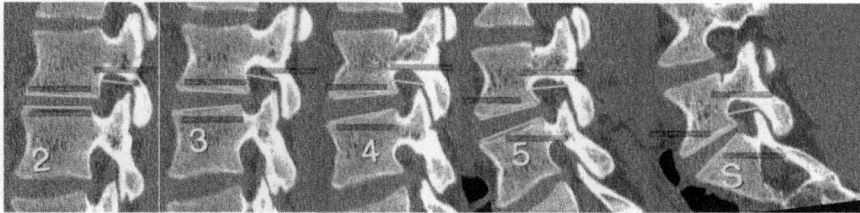

Figure 52 : Résultats pour les distances D6 à D8 en allant de L1 à S1 sur SD

Résultats

> ### *Les mesures d'angle sur SD*

Pour les angles A1 à A3, il n'y a pas d'évolution progressive en fonction du niveau puisqu'il y a moins de 4° entre les différentes mesures de L1 et de S1

SDA1	L1L2	L2L3	L3L4	L4L5	L5S1
MOYENNE	**76,4**	**77,1**	**75,1**	**70,6**	**73,4**
MINIMUM	54,0	47,2	36,0	40,4	43,5
MAXIMUM	91,9	93,1	90,7	92,6	93,8
ECART TYPE	6,3	7,0	7,8	9,1	9,3
SDA2	L1L2	L2L3	L3L4	L4L5	L5S1
MOYENNE	**83,2**	**84,1**	**83,0**	**79,8**	**83,9**
MINIMUM	66,5	61,3	39,8	47,5	46,6
MAXIMUM	96,5	99,1	99,2	100,5	106,1
ECART TYPE	6,0	6,7	7,6	9,2	9,2
SDA3	L1L2	L2L3	L3L4	L4L5	L5S1
MOYENNE	**6,9**	**7,1**	**7,9**	**9,4**	**10,7**
MINIMUM	0,0	0,0	0,2	0,0	0,1
MAXIMUM	20,4	19,7	19,3	22,6	29,0
ECART TYPE	3,7	3,6	3,6	4,3	5,9

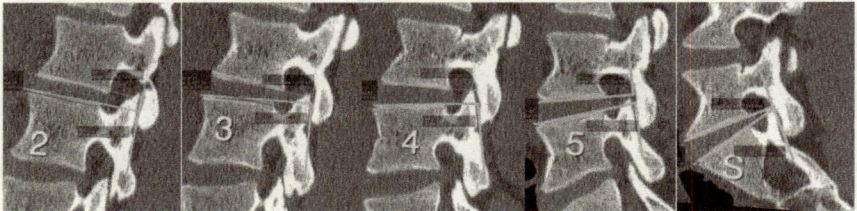

Figure 53 : Résultats pour les angles A1 à A3 en allant de L1 à S1 sur SD

Résultats

> ### *Les mesures de rayon de cercle sur SD*

Pour les Rayons de cercle C1 à C3, il n'y a pas d'évolution progressive en
fonction du niveau puisqu'il y a moins de 2mm entre les différentes mesures de
L1 et de S1.

SDC1	L1L2	L2L3	L3L4	L4L5	L5S1
MOYENNE	5,1	5,1	4,7	4,3	3,9
MINIMUM	3,3	3,4	2,9	2,6	1,6
MAXIMUM	7,4	7,7	7,4	6,4	7,0
ECART TYPE	0,7	0,7	0,7	0,7	0,8

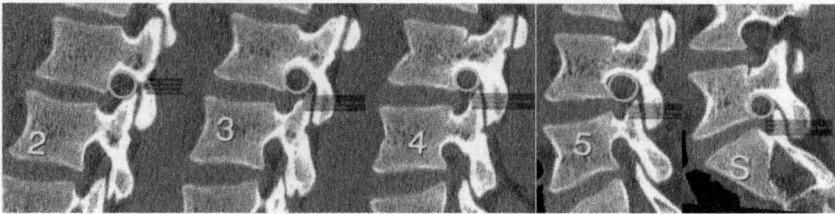

**Figure 54 : Résultats pour les rayons de cercle C1 à C3 en allant de L1 à S1
sur SD**

Les mêmes mesures ont été réalisées sur le côté gauche (SG) et nous avons
trouvé les mêmes minimes progressions des mesures en fonction du niveau
intervertébral étudié.

c) POUR LES COUPES SAGITALES SG

SGD1	L1L2	L2L3	L3L4	L4L5	L5S1
MOYENNE	16,8	17,2	17,8	18,3	18,1
MINIMUM	11,2	10,5	10,3	10,9	11,9
MAXIMUM	25,4	31,6	28,5	26,8	28,9
ECART TYPE	2,6	3,2	3,3	3,2	2,8

73

Résultats

SGD2	L1L2	L2L3	L3L4	L4L5	L5S1
MOYENNE	**19,6**	**20,9**	**20,6**	**19,5**	**17,6**
MINIMUM	12,8	12,1	11,6	12,5	8,8
MAXIMUM	26,8	29,7	29,6	27,5	26,2
ECART TYPE	2,4	2,8	2,9	2,7	3,0
SGD3	L1L2	L2L3	L3L4	L4L5	L5S1
MOYENNE	**4,7**	**5,2**	**5,2**	**5,1**	**3,8**
MINIMUM	1,6	1,4	1,6	1,1	1,1
MAXIMUM	10,7	11,4	10,9	11,8	8,6
ECART TYPE	1,4	1,6	1,7	1,8	1,4
SGD4	L1L2	L2L3	L3L4	L4L5	L5S1
MOYENNE	**7,4**	**8,2**	**8,6**	**8,7**	**7,5**
MINIMUM	1,9	1,9	1,6	1,5	1,1
MAXIMUM	12,2	13,3	14,4	15,5	18,0
ECART TYPE	1,8	2,0	2,0	2,4	2,9
SGD5	L1L2	L2L3	L3L4	L4L5	L5S1
MOYENNE	**11,8**	**12,3**	**12,4**	**12,2**	**10,9**
MINIMUM	6,1	6,2	7,2	7,2	5,1
MAXIMUM	17,5	18,1	18,0	18,9	16,7
ECART TYPE	1,8	2,0	2,2	2,1	2,0
SGD6	L1L2	L2L3	L3L4	L4L5	L5S1
MOYENNE	**10,9**	**10,9**	**10,4**	**9,3**	**10,0**
MINIMUM	6,3	3,1	1,9	0,6	2,5
MAXIMUM	15,4	17,5	16,7	17,9	19,3
ECART TYPE	1,7	2,3	2,3	2,4	2,6
SGD7	L1L2	L2L3	L3L4	L4L5	L5S1
MOYENNE	**23,1**	**23,8**	**24,1**	**23,4**	**20,4**
MINIMUM	14,9	16,1	15,8	14,2	11,6
MAXIMUM	38,8	34,1	36,1	34,5	31,0
ECART TYPE	3,5	3,5	3,3	3,3	3,5
SGD8	L1L2	L2L3	L3L4	L4L5	L5S1
MOYENNE	**22,9**	**23,5**	**24,0**	**23,3**	**20,8**
MINIMUM	14,7	15,5	15,2	14,2	11,4
MAXIMUM	40,0	35,6	36,0	33,4	31,3
ECART TYPE	3,6	3,6	3,5	3,4	3,7
SGA1	L1L2	L2L3	L3L4	L4L5	L5S1
MOYENNE	**77,2**	**77,2**	**75,2**	**71,3**	**73,8**
MINIMUM	58,2	52,3	49,7	24,6	43,6
MAXIMUM	89,8	93,5	90,9	91,3	104,5
ECART TYPE	5,9	6,8	7,4	8,8	9,1
SGA2	L1L2	L2L3	L3L4	L4L5	L5S1
MOYENNE	**83,9**	**84,5**	**83,4**	**80,1**	**83,9**
MINIMUM	63,1	55,3	58,5	26,1	45,6
MAXIMUM	98,2	98,4	98,5	103,4	115,4
ECART TYPE	5,8	6,7	6,9	8,3	9,2
SGA3	L1L2	L2L3	L3L4	L4L5	L5S1
MOYENNE	**6,8**	**7,4**	**8,1**	**8,9**	**10,2**
MINIMUM	0,1	0,0	0,0	0,0	0,0
MAXIMUM	21,6	18,9	22,9	21,9	26,0
ECART TYPE	3,7	3,7	3,8	4,2	5,8
SGC1	L1L2	L2L3	L3L4	L4L5	L5S1
MOYENNE	**5,2**	**5,1**	**4,8**	**4,2**	**3,7**
MINIMUM	3,4	3,3	3,0	2,5	1,8
MAXIMUM	6,8	7,7	6,8	6,4	7,1
ECART TYPE	0,6	0,7	0,7	0,7	0,8

Figure 55 : Résultats des mesures de distances, angles et cercles sur SG

d) POUR LES COUPES FRONTALES FB

➤ *Les mesures de distances sur FB*

Pour les distances D1 et D2, il y a une augmentation progressive en fonction du niveau puisque ces mesures confirment l'éloignement progressif des articulaires entre de L1 et de S1.

FBD1	L1L2	L2L3	L3L4	L4L5	L5S1
MOYENNE	**28,4**	**30,8**	**35,1**	**40,9**	**44,1**
MINIMUM	20,7	22,7	25,5	26,8	28,9
MAXIMUM	39,4	46,4	55,4	61,0	62,8
ECART TYPE	2,7	3,4	4,5	5,5	5,1
FBD2	L1L2	L2L3	L3L4	L4L5	L5S1
MOYENNE	**26,5**	**28,3**	**32,3**	**39,5**	**49,7**
MINIMUM	20,5	17,3	16,3	17,1	32,3
MAXIMUM	38,7	41,8	51,3	57,2	68,1
ECART TYPE	2,9	3,4	5,0	6,0	6,2

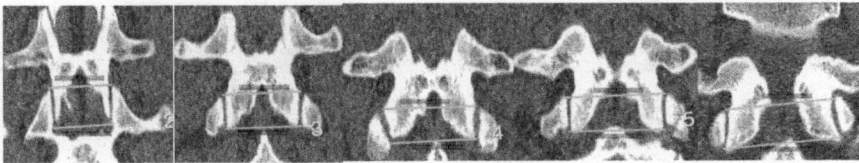

Figure 56 : Résultats pour les distances D1 et D2 en allant de L1 à S1 sur FB

Résultats

Pour les distances D3 et D6, il n'y a pas d'évolution progressive en fonction du niveau de L1 et de S1. Pour D3 et D4, il y a moins de 3 mm entre l'articulaire L1-L2 et L5-S1. Malgré tout, les distances D5 et D6 se réduisent avec la lordose lombaire qui est possible par une hauteur postérieure plus faible qu'en antérieur si l'on considère un couple de vertèbres adjacentes.

FBD3	L1L2	L2L3	L3L4	L4L5	L5S1
MOYENNE	17,3	17,8	17,9	17,8	19,5
MINIMUM	10,9	12,1	11,5	11,5	12,0
MAXIMUM	25,4	26,9	31,7	29,6	29,0
ECART TYPE	2,4	2,7	3,0	2,8	2,8
FBD4	L1L2	L2L3	L3L4	L4L5	L5S1
MOYENNE	16,8	17,5	17,3	17,5	19,2
MINIMUM	10,9	11,0	11,3	10,9	12,4
MAXIMUM	25,4	26,8	27,6	26,6	28,8
ECART TYPE	2,3	2,7	2,9	2,7	2,6
FBD5	L1L2	L2L3	L3L4	L4L5	L5S1
MOYENNE	10,3	11,7	11,1	7,6	4,5
MINIMUM	2,9	3,2	2,6	1,4	1,3
MAXIMUM	23,5	18,0	21,3	15,5	48,0
ECART TYPE	2,7	2,8	3,2	2,9	3,0
FBD6	L1L2	L2L3	L3L4	L4L5	L5S1
MOYENNE	9,4	10,7	10,1	6,7	3,7
MINIMUM	2,5	2,3	2,1	1,3	1,4
MAXIMUM	19,5	16,8	19,5	16,2	38,4
ECART TYPE	2,5	2,8	3,1	2,8	2,5

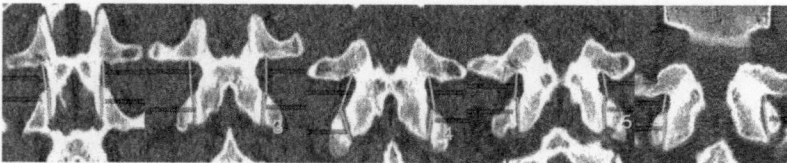

Figure 57 : Résultats pour les distances D3 et D6 en allant de L1 à S1 sur FB

> ## *Les mesures d'angle sur FB*

Pour les angles A1 à A2, il n'y a pas d'évolution progressive en fonction du
niveau de L1 et de S1. Cette mesure n'est donc pas pertinente pour comparer les
niveaux entre eux. Le massif articulaire postérieur fait avec le plan du plateau
vertébral un angle d'environ 90° de L1 à L5 puis s'approche de 100° en L5-S1.
Concernant A3, il y a une grande variabilité dans la convergence ou la
divergence des articulaires droite et gauche.

FBA1	L1L2	L2L3	L3L4	L4L5	L5S1
MOYENNE	88,1	87,0	86,5	88,3	98,4
MINIMUM	71,6	68,4	60,8	50,7	62,0
MAXIMUM	101,0	100,8	101,2	113,4	127,2
ECART TYPE	4,5	4,7	6,2	8,6	9,1
FBA2	L1L2	L2L3	L3L4	L4L5	L5S1
MOYENNE	85,9	85,4	85,0	87,5	98,4
MINIMUM	68,1	62,5	57,4	50,0	63,1
MAXIMUM	99,8	96,4	101,7	116,3	144,1
ECART TYPE	4,8	4,9	6,5	8,3	9,2
FBA3	L1L2	L2L3	L3L4	L4L5	L5S1
MOYENNE	7,2	8,4	10,1	11,0	19,6
MINIMUM	0,0	0,0	0,0	0,0	0,2
MAXIMUM	34,9	47,3	59,9	69,5	142,5
ECART TYPE	6,0	6,6	9,2	10,7	14,6

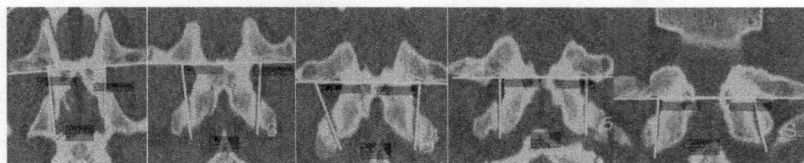

Figure 58 : Résultats pour les distances A1 à A3 en allant de L1 à S1 sur FB

Résultats

> ## *Les mesures de rayon de cercle sur FB*

Pour les rayons du cercle C1, il y a une augmentation progressive en fonction du niveau puisque ces mesures confirment l'éloignement progressif des articulaires entre de L1 et de S1.

FBC1	L1L2	L2L3	L3L4	L4L5	L5S1
MOYENNE	**13,8**	**14,9**	**16,9**	**20,3**	**24,3**
MINIMUM	10,3	10,4	11,6	12,2	17,7
MAXIMUM	18,7	21,2	25,9	28,9	32,0
ECART TYPE	1,4	1,6	2,3	2,8	2,6

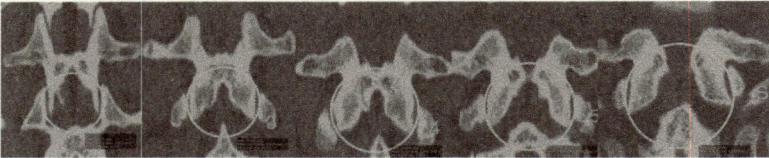

Figure 59 : Résultats le rayon du cercle C1 sur FB

2. CORRELATION STATISTIQUES

a) LES DISTANCES SUR TA

➤ Résultats bruts concernant les Distances sur TA

Nom Mesure	Niveau	p=	Influence du sexe (H ou F)	Influence du groupe d'age (<45 <60 <75 >75)	% prédictif Sexe	% prédictif du groupe d'age
TAD1	/ SASL	0,184				
TAD1	/ NIVEAU	< 0,001				
TAD1	L1L2		<0,001	0,13	65	26,3
TAD1	L2L3		<0,001	0,001	62,5	30
TAD1	L3L4		<0,001	0,002	63,5	29,5
TAD1	L4L5		<0,001	0,002	59,8	27,5
TAD1	L5S1		<0,001	0,021	59,3	30
TAD2	/ SASL	0,676				
TAD2	/ NIVEAU	< 0,001				
TAD2	L1L2		0,001	0,219	56,8	27,3
TAD2	L2L3		0,001	0,073	56,3	27,3
TAD2	L3L4		<0,001	0,181	61,3	26,5
TAD2	L4L5		<0,001	0,089	57,3	26,5
TAD2	L5S1		<0,001	0,681	61,5	28,5
TAD3	/ SASL	0,585				
TAD3	/ NIVEAU	< 0,001				
TAD3	L1L2		<0,001	0,023	60,8	28
TAD3	L2L3		<0,001	0,38	62,7	29
TAD3	L3L4		<0,001	0,734	63,7	25,5
TAD3	L4L5		<0,001	0,925	67,2	25,8
TAD3	L5S1		<0,001	0,635	62	28,2
TAD4	/ SASL	0,833				
TAD4	/ NIVEAU	< 0,001				
TAD4	L1L2		0,303	0,531	53,7	28,5
TAD4	L2L3		0,001	0,743	59	26,8
TAD4	L3L4		0,001	0,387	58,3	25,3
TAD4	L4L5		0,797	0,229	54,7	26,3
TAD4	L5S1		0,168	0,489	51,5	28
TAD5	/ SASL	0,025				
TAD5	/ NIVEAU	< 0,001				
TAD5	L1L2		<0,001	0,12	62,3	30,5
TAD5	L2L3		0,001	0,037	56,3	31,3
TAD5	L3L4		0,006	<0,001	54,2	32,5
TAD5	L4L5		0,001	<0,001	55	31
TAD5	L5S1		0,004	0,052	55,5	28,7

Figure 60 : Corrélations entre les mesures calculées et les groupes de sujets (sexe, âge, niveau et Lombalgique ou non) avec les mesures de distances faites sur TA

On peut conclure que les distances de D1 à D5 sur le plan TA sont toujours corrélées avec le niveau, souvent avec le sexe, rarement avec l'âge et jamais avec le groupe SA ou SL. Enfin, ces mesures ont un pouvoir prédictif du sexe entre 61 et 67%.

➢ **Représentations graphiques concernant les Distances sur TA** *(ne sont représentés que les résultats significatifs.)*

POUR D1 SUR TA

```
                              Limites de confiance = 95 % distinctes pour la
                              moyenne en fonction de l'écart type regroupé
Niveau   N   Moyenne  EcTyp  ----+---------+---------+---------+--
L1L2    400  18,703   2,159  (*)
L2L3    400  18,569   2,421  (*-)
L3L4    400  19,476   2,908  (*)
L4L5    400  22,276   3,953          (*)
L5S1    400  27,626   4,466                          (-*)
                              ----+---------+---------+---------+--
                              20,0     22,5     25,0     27,5
```

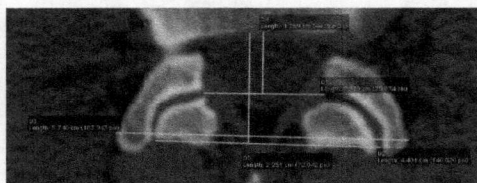

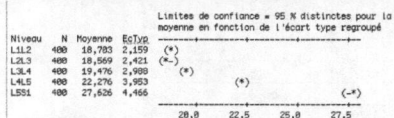

La différence pour TAD1 entre les niveaux est plus évidente au plus près du sacrum.

En L1L2, TAD1 :

```
                       Limites de confiance = 95 % distinctes pour la
                       moyenne en fonction de l'écart type regroupé
Niveau   N   Moyenne  EcTyp  ----+---------+---------+---------+--
1       217  19,281   2,243                  (-----*----)
2       183  18,018   1,839  (-----*-----)
                       ----+---------+---------+---------+--
                       18,00    18,50    19,00    19,50
```

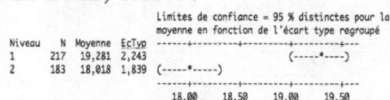

➜Les hommes (1) et les femmes (2) n'ont qu'1,5 mm d'écart en moyenne.

En L2L3, TAD1 :

```
                Limites de confiance = 95 % distinctes pour la
                moyenne en fonction de l'écart type regroupé
Niveau   N   Moyenne  EcTyp  ----+---------+---------+---------+-
1       217  19,075   2,493               (-----*-----)
2       183  17,968   2,193  (-----*------)
                       ----+---------+---------+---------+-
                       18,00    18,50    19,00    19,50
```

```
                                    Limites de confiance = 95 % distinctes pour la
                                    moyenne en fonction de l'écart type regroupé
Niveau   N   Moyenne  EcTyp  +---------+---------+---------+---------
1        97  19,197   2,146                  (-------*-------)
2       104  18,677   2,312             (-------*------)
3        99  18,574   2,521          (-------*-------)
4       100  17,839   2,525  (-------*-------)
                             +---------+---------+---------+---------
                             17,40    18,00    18,60    19,20
```

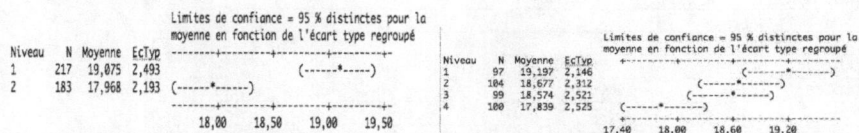

➜Les hommes (1) et les femmes (2) ont moins d'1,5 mm d'écart en moyenne.
➜La mesure TAD1 diminue avec les groupes d'âge ce qui est lié à l'arthrose et la constitution d'un canal lombaire étroit dégénératif progressif mais il y a moins d'1,5 mm d'écart en moyenne.

En L3L4, TAD1 :

```
                    Limites de confiance = 95 % distinctes pour la                        Limites de confiance = 95 % distinctes pour la
                    moyenne en fonction de l'écart type regroupé                          moyenne en fonction de l'écart type regroupé
Niveau  N   Moyenne EcTyp  -+---------+---------+---------+--------    Niveau  N   Moyenne EcTyp  -+---------+---------+---------+--------
1      217  20,281  2,933                       (-----*----)          1       97  20,330  2,847                        (-------*--------)
2      183  18,521  2,771   (-----*-----)                             2      104  19,554  3,001                (--------*-------)
                           -+---------+---------+---------+--------    3       99  19,297  2,928             (--------*--------)
                         18,20     18,90     19,60     20,30          4      100  18,744  2,996   (--------*--------)
                                                                                             -+---------+---------+---------+--------
                                                                                           18,20     18,90     19,60     20,30
```

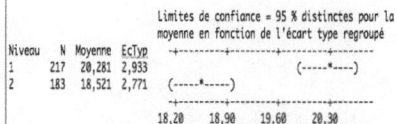

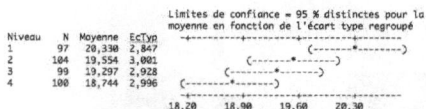

➔ Les hommes (1) et les femmes (2) ont presque 2 mm d'écart en moyenne.

➔ La mesure TAD1 diminue avec les groupes d'âge ce qui est lié à l'arthrose et la constitution d'un canal lombaire étroit dégénératif progressif avec 2 mm d'écart en moyenne.

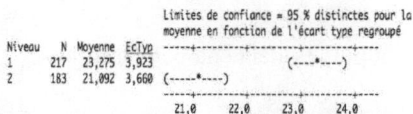

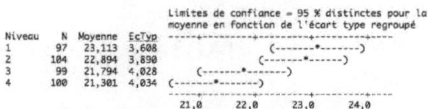

En L4L5, TAD1 :

```
                    Limites de confiance = 95 % distinctes pour la                        Limites de confiance = 95 % distinctes pour la
                    moyenne en fonction de l'écart type regroupé                          moyenne en fonction de l'écart type regroupé
Niveau  N   Moyenne EcTyp  -----+---------+---------+---------+----   Niveau  N   Moyenne EcTyp  -----+---------+---------+---------+----
1      217  23,275  3,923                       (----*----)          1       97  23,113  3,608                       (--------*-------)
2      183  21,092  3,660   (-----*----)                             2      104  22,894  3,890                     (--------*------)
                           -----+---------+---------+---------+----   3       99  21,794  4,028             (--------*-------)
                              21,0      22,0      23,0      24,0      4      100  21,301  4,034         (-------*-------)
                                                                                             -----+---------+---------+---------+----
                                                                                                21,0      22,0      23,0      24,0
```

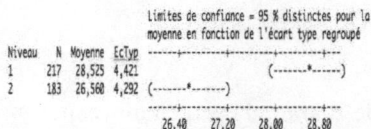

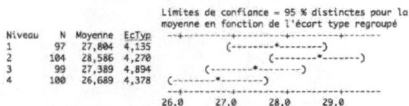

➔ Les hommes (1) et les femmes (2) ont plus de 2 mm d'écart en moyenne.

➔ La mesure TAD1 diminue avec les groupes d'âge ce qui est lié à l'arthrose et la constitution d'un canal lombaire étroit dégénératif progressif avec 2 mm d'écart en moyenne.

En L5S1, TAD1 :

```
                    Limites de confiance = 95 % distinctes pour la                        Limites de confiance = 95 % distinctes pour la
                    moyenne en fonction de l'écart type regroupé                          moyenne en fonction de l'écart type regroupé
Niveau  N   Moyenne EcTyp  -----+---------+---------+---------+---    Niveau  N   Moyenne EcTyp  -+---------+---------+---------+--------
1      217  28,525  4,421                       (-------*------)     1       97  27,804  4,135                (--------*--------)
2      183  26,560  4,292   (-------*-------)                        2      104  28,586  4,270                        (--------*-------)
                           -----+---------+---------+---------+---    3       99  27,389  4,894         (-------*------)
                              26,40     27,20     28,00     28,80    4      100  26,689  4,378   (--------*-------)
                                                                                             -+---------+---------+---------+--------
                                                                                           26,0      27,0      28,0      29,0
```

➔ Les hommes (1) et les femmes (2) ont plus de 2 mm d'écart en moyenne.

➔ La mesure TAD1 diminue avec les groupes d'âge ce qui est lié à l'arthrose et la constitution d'un canal lombaire étroit dégénératif progressif avec 2 mm d'écart en moyenne.

POUR D2 SUR TA

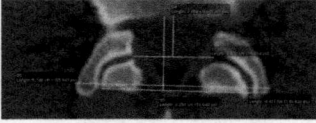

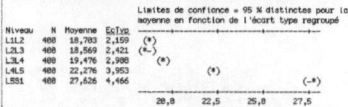

La différence pour TAD2 entre les niveaux est plus évidente au plus près du sacrum.

En L1L2, TAD2

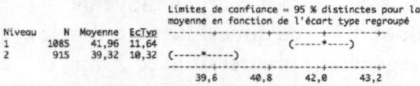

➔Les hommes (1) et les femmes (2) ont plus de 2,5 mm d'écart en moyenne.
➔La mesure TAD2 n'a pas de lien avec les groupes d'âge.

En L2L3, TAD2

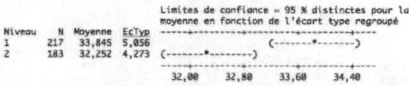

➔Les hommes (1) et les femmes (2) ont plus de 2,5 mm d'écart en moyenne.
➔La mesure TAD2 n'a pas de lien avec les groupes d'âge.

En L3L4, TAD2

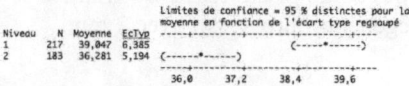

En L4L5, TAD2

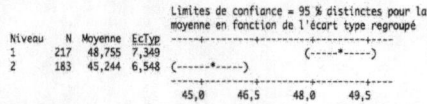

➔Les hommes (1) et les femmes (2) ont plus de 3,5 mm d'écart en moyenne.
➔La mesure TAD2 n'a pas de lien avec les groupes d'âge.

En L5S1, TAD2

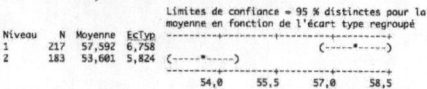

➔Les hommes (1) et les femmes (2) ont plus de 3,5 mm d'écart en moyenne

82

POUR D3 SUR TA

```
                        Limites de confiance = 95 % distinctes pour la
                        moyenne en fonction de l'écart type regroupé
Niveau   N    Moyenne  EcTyp  ---+---------+---------+---------+-----
L1L2    400   43,721   4,218  (*)
L2L3    400   45,709   4,228     (*)
L3L4    400   49,451   4,892          (*)
L4L5    400   57,018   5,485                      (*)
L5S1    400   61,340   5,556                            (*)
                              ---+---------+---------+---------+-----
                              45,0    50,0     55,0     60,0
```

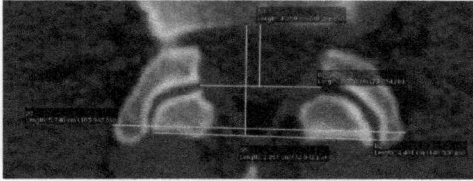

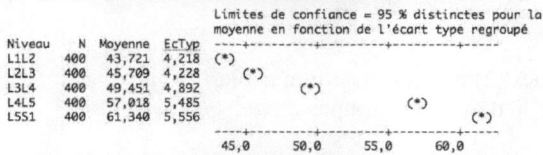

TAD3 augmente progressivement de L1 à S1 avec plus de 15 mm entre L2 et S1

En L1L2, TAD3

```
                    Limites de confiance = 95 % distinctes pour la    Niveau  N   Moyenne  EcTyp   Limites de confiance = 95 % distinctes pour la
                    moyenne en fonction de l'écart type regroupé       1     97   42,757   3,958   moyenne en fonction de l'écart type regroupé
Niveau   N  Moyenne EcTyp  ---+---------+---------+---------+-----      2    104   43,543   4,764   +---------+---------+---------+---------+
1       217  44,926 4,282                         (----*-----)         3     99   44,541   3,930   (--------*-------)
2       183  42,291 3,668  (-----*-----)                               4    100   44,029   3,988       (-------*-------)
                           ---+---------+---------+---------+-----                                          (-------*-------)
                           42,0   43,0    44,0     45,0                                                       (-------*------)
                                                                                                   +---------+---------+---------+---------+
                                                                                                   42,0     43,0      44,0      45,0
```

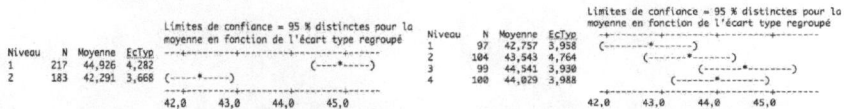

➔Les hommes (1) et les femmes (2) ont presque 3 mm d'écart en moyenne.
➔La mesure TAD3 n'a pas une évolution régulière avec l'âge.

En L2L3, TAD3

```
                    Limites de confiance = 95 % distinctes pour la
                    moyenne en fonction de l'écart type regroupé
Niveau   N  Moyenne EcTyp  ---+---------+---------+---------+-----
1       217  46,868 4,164                      (-----*----)
2       183  44,336 3,889  (-----*-----)
                           ---+---------+---------+---------+-----
                           44,0   45,0    46,0     47,0
```

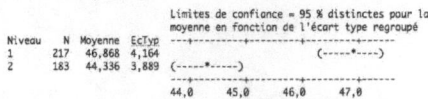

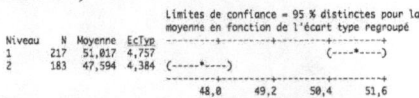

➔Les hommes (1) et les femmes (2) ont plus de 3,5 mm d'écart en moyenne.
➔La mesure TAD3 n'a pas de lien avec les groupes d'âge.

En L3L4, TAD3

```
                    Limites de confiance = 95 % distinctes pour la
                    moyenne en fonction de l'écart type regroupé
Niveau   N  Moyenne EcTyp  ---------+---------+---------+---------+
1       217  51,017 4,757                       (---*----)
2       183  47,594 4,384  (-----*----)
                           ---------+---------+---------+---------+
                           48,0    49,2     50,4     51,6
```

➔Les hommes (1) et les femmes (2) ont plus de 3 mm d'écart en moyenne.
➔La mesure TAD3 n'a pas de lien avec les groupes d'âge.

En L4L5, TAD3

```
                           Limites de confiance = 95 % distinctes pour la
                           moyenne en fonction de l'écart type regroupé
Niveau   N   Moyenne  EcTyp  +---------+---------+---------+--------
1       217  59,043   5,262                               (----*---)
2       183  54,616   4,733  (----*----)
                            +---------+---------+---------+--------
                           54,0      55,5      57,0      58,5
```

➜Les hommes (1) et les femmes (2) ont plus de 4 mm d'écart en moyenne.
➜La mesure TAD3 n'a pas de lien avec les groupes d'âge.

En L5S1, TAD3

```
                           Limites de confiance = 95 % distinctes pour la
                           moyenne en fonction de l'écart type regroupé
Niveau   N   Moyenne  EcTyp  +---------+---------+---------+--------
1       217  62,847   5,479                               (-----*-----)
2       183  59,553   5,112  (-----*------)
                            +---------+---------+---------+--------
                           58,8      60,0      61,2      62,4
```

➜Les hommes (1) et les femmes (2) ont plus de 3 mm d'écart en moyenne.
➜La mesure TAD3 n'a pas de lien avec les groupes d'âge.

POUR D4 SUR TA

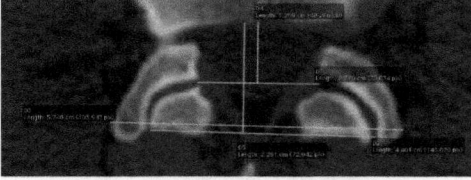

```
                              Limites de confiance = 95 % distinctes pour la
                              moyenne en fonction de l'écart type regroupé
Niveau   N   Moyenne  EcTyp   --------+---------+---------+---------+--
L1L2    400   14,589  1,798                                    (*-)
L2L3    400   13,263  2,002                           (*-)
L3L4    400   12,151  1,790                    (*)
L4L5    400   10,663  2,058          (*)
L5S1    400    9,667  2,473   (*-)
                              --------+---------+---------+---------+--
                                10,5     12,0     13,5     15,0
```

TAD4 diminue progressivement de L1 à S1 d'environ 5 mm entre L2 et S1

En L1L2
RAS

En L2L3

```
                              Limites de confiance = 95 % distinctes pour la
                              moyenne en fonction de l'écart type regroupé
Niveau   N   Moyenne  EcTyp   --------+---------+---------+---------+--
1       217   12,966  2,142   (------*-------)
2       183   13,615  1,765                   (--------*------)
                              --------+---------+---------+---------+--
                                12,95    13,30    13,65    14,00
```

→Les hommes (1) et les femmes (2) ont moins d'1 mm d'écart en moyenne.

En L3L4

```
                              Limites de confiance = 95 % distinctes pour la
                              moyenne en fonction de l'écart type regroupé
Niveau   N   Moyenne  EcTyp   --+---------+---------+---------+-------
1       217   11,882  1,839   (-------*------)
2       183   12,471  1,681                   (--------*------)
                              --+---------+---------+---------+-------
                                11,70    12,00    12,30    12,60
```

→Les hommes (1) et les femmes (2) ont moins d'1 mm d'écart en moyenne.

En L4L5
RAS
En L5S1
RAS

On peut conclure que la mesure TAD4 n'est pas pertinente pour déterminer le sexe ou le niveau.

POUR D5 SUR TA

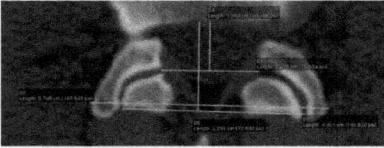

```
                    Limites de confiance = 95 % distinctes pour la    Niveau   N   Moyenne  EcTyp
                    moyenne en fonction de l'écart type regroupé       L1L2   400   26,764   2,371
Niveau   N   Moyenne  EcTyp   ---------+---------+---------+-------   L2L3   400   26,142   2,468                        (-*)
SA     1000   24,022   3,895                   (--------*--------)   L3L4   400   24,390   2,554                (-*)
SL     1000   23,643   3,658   (---------*--------)                  L4L5   400   21,724   2,830
                    ---------+---------+---------+-------             L5S1   400   20,142   3,604   (-*)   (-*)
                        23,50    23,75    24,00    24,25                                          20,0   22,0   24,0   26,0
```

La différence entre lombalgique et le groupe contrôle est inférieur à 0,5 mm et donc non applicable puisque les coupes font 1,25 mm d'épaisseur et le pied à coulisse est en comparaison préci au millimètre. Toute différence inférieure à ce seuil reste seulement mathématique.

TAD5 diminue progressivement de L1 à S1 avec plus de 6 mm d'écart entre L2 et S1.

En L1L2, TAD5

```
                    Limites de confiance = 95 % distinctes pour la
                    moyenne en fonction de l'écart type regroupé
Niveau   N   Moyenne  EcTyp   ---------+---------+---------+-------
1      217   27,300   2,473   (------*-----)        (----*-----)
2      183   26,128   2,078   (------*-----)
                    ---------+---------+---------+-------
                        26,00    26,50    27,00    27,50
```

➜Les hommes (1) et les femmes (2) ont moins d'1,5 mm d'écart en moyenne.

En L2L3, TAD5

```
                    Limites de confiance = 95 % distinctes pour la    Niveau   N   Moyenne  EcTyp
                    moyenne en fonction de l'écart type regroupé       1       97   25,935   2,578   (---------*--------)
Niveau   N   Moyenne  EcTyp                                            2      104   25,768   2,310   (--------*--------)
1      217   26,506   2,680              (------*------)               3       99   26,159   2,513         (--------*--------)
2      183   25,710   2,118   (--------*--------)                      4      100   26,715   2,405                  (---------*--------)
                    ---------+---------+---------+-------                                               ---------+---------+---------+----
                        25,60    26,00    26,40    26,80                                                   25,50    26,00    26,50    27,00
```

➜Les hommes (1) et les femmes (2) ont moins d'1 mm d'écart en moyenne.
➜La mesure TAD5 n'a pas une évolution régulière avec l'âge.

En L3L4, TAD5

```
                    Limites de confiance = 95 % distinctes pour la    Niveau   N   Moyenne  EcTyp
                    moyenne en fonction de l'écart type regroupé       1       97   23,940   2,475   (-----*-----)
Niveau   N   Moyenne  EcTyp                                            2      104   23,873   2,393   (-----*------)
1      217   24,712   2,764            (-------*--------)              3       99   24,428   2,658      (------*------)
2      183   24,009   2,228   (--------*--------)                      4      100   25,317   2,462                (-----*------)
                    ---------+---------+---------+-------                                               ---------+---------+---------+----
                        24,00    24,40    24,80    25,20                                                   23,80    24,50    25,20    25,90
```

➜Les hommes (1) et les femmes (2) ont moins d'1 mm d'écart en moyenne.
➜La mesure TAD5 n'a pas une évolution régulière avec l'âge.

Résultats

En L4L5, TAD5

```
                          Limites de confiance - 95 % distinctes pour la                    Limites de confiance - 95 % distinctes pour la
                          moyenne en fonction de l'écart type regroupé                       moyenne en fonction de l'écart type regroupé
                          ------+---------+---------+---------+----   Niveau  N  Moyenne  EcTyp  -------+---------+---------+---------+---
Niveau  N  Moyenne  EcTyp                                             1       97  21,285   2,764          (-----*-----)
1       217  22,168  2,945                        (------*-------)    2      104  20,874   2,422   (-----*------)
2       183  21,198  2,621   (-------*-------)                        3       99  21,977   2,680                (-----*-----)
                          ------+---------+---------+---------+----   4      100  22,784   3,119                       (-----*------)
                          21,00    21,50    22,00    22,50                                           -------+---------+---------+---------+---
                                                                                                    20,80    21,60    22,40    23,20
```

➜ Les hommes (1) et les femmes (2) ont moins d'1 mm d'écart en moyenne.
➜ La mesure TAD5 n'a pas une évolution régulière avec l'âge.

En L5S1, TAD5

```
                          Limites de confiance - 95 % distinctes pour la
                          moyenne en fonction de l'écart type regroupé
Niveau  N  Moyenne  EcTyp  --+--------+---------+---------+-------
1       217  20,614  4,103                    (-------*-------)
2       183  19,581  2,812   (-------*--------)
                          --+--------+---------+---------+-------
                          19,20    19,80    20,40    21,00
```

➜ Les hommes (1) et les femmes (2) ont environ 1 mm d'écart en moyenne.

b) POUR LES ANGLES ET LES CERCLES SUR TA

➢ Résultats bruts concernant Angles et Cercles sur TA

Nom Mesure	Niveau	p=	Influence du sexe (H ou F)	Influence du groupe d'âge (<45 <60 <75 >75)	% prédictif Sexe	% prédictif du groupe d'age
TAA1	/ SASL	0,485				
TAA1	/ NIVEAU	<0,001				
TAA1	L1L2		<0,001	0,252	56,5	29,5
TAA1	L2L3		0,013	0,153	58,8	28,7
TAA1	L3L4		0,057	0,082	51,5	28,5
TAA1	L4L5		0,656	<0,001	51,7	27,8
TAA1	L5S1		0,661	0,439	50	29
TAA2	/ SASL	0,056				
TAA2	/ NIVEAU	<0,001				
TAA2	L1L2		0,014	0,085	55,5	30,2
TAA2	L2L3		0,043	0,067	53,7	27,5
TAA2	L3L4		0,54,7	0,012	50,5	29,2
TAA2	L4L5		0,038	0,005	55,5	31,3
TAA2	L5S1		0,951	0,007	53,7	28
TAA3	/ SASL	0,18				
TAA3	/ NIVEAU	<0,001				
TAA3	L1L2		<0,001	0,092	56	32,5
TAA3	L2L3		0,013	0,066	57	28,2
TAA3	L3L4		0,166	0,018	52	29
TAA3	L4L5		0,174	<0,001	56	31,3
TAA3	L5S1		0,823	0,074	48	29,7
TAC1	/ SASL	0,287				
TAC1	/ NIVEAU	0,046	SURTOUT L5S1			
TAC1	L1L2		<0,001	0,12	58,6	30
TAC1	L2L3		0,044	0,353	52,5	28,2
TAC1	L3L4		0,001	0,02	54,5	30
TAC1	L4L5		0,605	0,684	51	27
TAC1	L5S1		0,323	0,385	48	22,5
TAC2	/ SASL	0,274				
TAC2	/ NIVEAU	<0,001	SURTOUT L5S1			
TAC2	L1L2		0,047	0,545	53,2	25,5
TAC2	L2L3		0,672	0,181	53	30,5
TAC2	L3L4		0,0178	0,025	51,7	28,2
TAC2	L4L5		0,946	0,459	53	25,8
TAC2	L5S1		0,37	0,721	50,2	28
TAC3	/ SASL	0,504				
TAC3	/ NIVEAU	<0,001				
TAC3	L1L2		0,001	0,425	57,3	25
TAC3	L2L3		0,002	0,134	56,8	28,2
TAC3	L3L4		0,001	0,048	57	28
TAC3	L4L5		0,095	0,01	52,7	28
TAC3	L5S1		0,121	0,296	51,7	26,8

Figure 61 : Corrélations entre angles et cercles sur TA et les groupes de sujets (sexe, âge, niveau et Lombalgique ou non)

On peut conclure que les angles de A1 à A3 sur le plan TA sont toujours corrélés avec le niveau, parfois avec le sexe, rarement avec l'âge et jamais avec le groupe SA ou SL. Enfin, ces mesures ont un faible pouvoir prédictif du sexe, inférieur à 60%.

De même, on peut conclure que les rayons de cercle C1 à C3, sur le plan TA, sont toujours corrélés avec le niveau, parfois avec le sexe, rarement avec l'âge et jamais avec le groupe SA ou SL. Enfin, ces mesures ont un faible pouvoir prédictif du sexe, inférieur à 60%.

> ### Représentations graphiques concernant les Angles sur TA
> #### (ne sont représentés que les résultats significatifs.)

POUR A1 SUR TA

```
                          Limites de confiance = 95 % distinctes pour la
                          moyenne en fonction de l'écart type regroupé
Niveau   N   Moyenne EcTyp  ---+---------+---------+---------+---
L1L2   400   24,17   8,27   (*)
L2L3   400   29,69   8,87        (*)
L3L4   400   36,82  10,87                (*)
L4L5   400   47,41  11,72                        (*-)
L5S1   400   53,66  10,92                              (*)
                          ---+---------+---------+---------+---
                          24,0     32,0     40,0     48,0
```

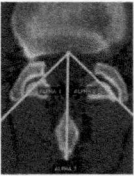

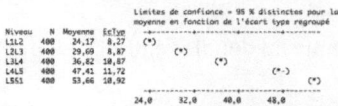

TAA1 augmente progressivement (passant du simple au double) entre L1L2 et L5S1.

En L1L2, TAA1

```
                          Limites de confiance = 95 % distinctes pour la
                          moyenne en fonction de l'écart type regroupé
Niveau   N   Moyenne EcTyp  --+---------+---------+---------+-----
1      217   22,761  7,781  (------*------)
2      183   25,849  8,538              (-------*-------)
                          --+---------+---------+---------+-----
                          22,5     24,0     25,5     27,0
```

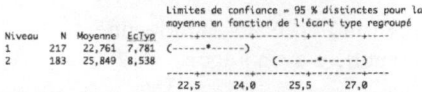

➜ Les hommes (1) et les femmes (2) ont environ 3° d'écart en moyenne.
➜ La mesure TAA1 n'a pas une évolution régulière avec l'âge.

En L2L3, TAA1

```
                          Limites de confiance = 95 % distinctes pour la
                          moyenne en fonction de l'écart type regroupé
Niveau   N   Moyenne EcTyp  -+---------+---------+---------+-------
1      217   28,687  9,124  (--------*---------)
2      183   30,885  8,420               (---------*----------)
                          -+---------+---------+---------+-------
                          27,6     28,8     30,0     31,2
```

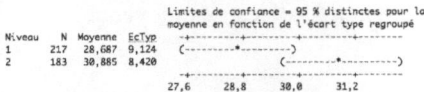

➜ Les hommes (1) et les femmes (2) ont environ 2° d'écart en moyenne.

En L3L4 : RAS
En L4L5, TAA1

```
                            Limites de confiance = 95 % distinctes pour la
                            moyenne en fonction de l'écart type regroupé
Niveau    N  Moyenne  EcTyp  +---------+---------+---------+---------
1        97   50,28   11,66                    (-------*------)
2       104   49,76   10,69                    (-------*------)
3        99   45,38   10,22        (------*--------)
4       100   44,19   13,07     (------*-------)
                            +---------+---------+---------+---------
                            42,0     45,0      48,0      51,0
```

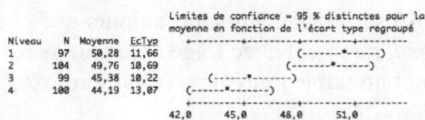

➔La mesure TAA1 diminuerait avec l'âge dans une marge de 6° en moyenne.

En L5S1 :RAS

POUR A2 SUR TA

```
                            Limites de confiance = 95 % distinctes pour la
                            moyenne en fonction de l'écart type regroupé
Niveau    N  Moyenne  EcTyp  +---------+---------+---------+---------+
L1L2    400   25,604   7,986  (*)
L2L3    400   29,147   8,822     (*-)
L3L4    400   36,797  10,534              (*)
L4L5    400   48,846  10,794                          (*)
L5S1    400   53,000  10,338                               (*)
                            ---------+---------+---------+---------+
                            32,0     40,0      48,0      56,0
```

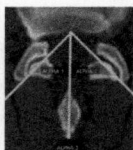

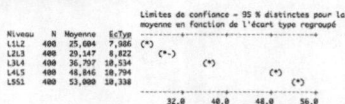

TAA2 augmente progressivement (passant du simple au double) entre L1L2 et L5S1.

En L1L2, TAA2

```
                            Limites de confiance = 95 % distinctes pour la
                            moyenne en fonction de l'écart type regroupé
Niveau    N  Moyenne  EcTyp  ----+---------+---------+---------+------
1       217   24,700   8,043  (---------*--------)
2       183   26,676   7,805               (--------*---------)
                            ----+---------+---------+---------+------
                            24,0     25,2      26,4      27,6
```

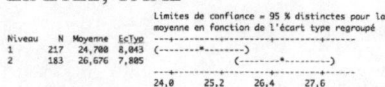

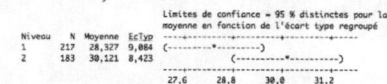

➔Les hommes (1) et les femmes (2) ont environ 2° d'écart en moyenne.
➔La mesure TAA2 n'a pas une évolution régulière avec l'âge.

En L2L3, TAA2

```
                            Limites de confiance = 95 % distinctes pour la
                            moyenne en fonction de l'écart type regroupé
Niveau    N  Moyenne  EcTyp  ----+---------+---------+---------+------
1       217   28,327   9,084  (--------*---------)
2       183   30,121   8,423               (--------*---------)
                            ----+---------+---------+---------+------
                            27,6     28,8      30,0      31,2
```

➔Les hommes (1) et les femmes (2) ont environ 2° d'écart en moyenne.

En L3L4, TAA2

```
                            Limites de confiance = 95 % distinctes pour la
                            moyenne en fonction de l'écart type regroupé
Niveau    N  Moyenne  EcTyp  --+---------+---------+---------+--------
1        97   37,68   11,43           (--------*-------)
2       104   38,73    9,03                (-------*-------)
3        99   36,66   10,97        (-------*------)
4       100   34,07   10,22  (-------*------)
                            --+---------+---------+---------+--------
                            32,5     35,0      37,5      40,0
```

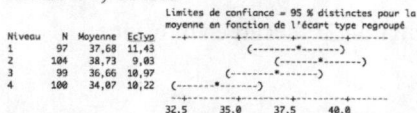

➔La mesure TAA2 n'a pas une évolution régulière avec l'âge.

En L4L5, TAA2

```
                          Limites de confiance = 95 % distinctes pour la
                          moyenne en fonction de l'écart type regroupé
Niveau   N   Moyenne EcTyp  -+---------+---------+---------+--------
1       217   47,82  10,49  (---------*---------)
2       183   50,07  11,05                 (---------*---------)
                            -+---------+---------+---------+--------
                           46,5      48,0      49,5      51,0
```

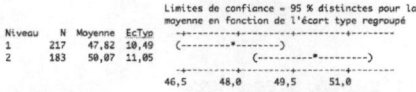

➜Les hommes (1) et les femmes (2) ont environ 2° d'écart en moyenne.

En L5S1, TAA2

```
                          Limites de confiance = 95 % distinctes pour la
                          moyenne en fonction de l'écart type regroupé
Niveau   N   Moyenne EcTyp  --+---------+---------+---------+--------
1        97   50,15  9,93            (-------*-------)
2       104   51,26  9,30                    (-------*-------)
3        99   47,25 11,05     (-------*-------)
4       100   46,65 12,16   (-------*-------)
                            --+---------+---------+---------+--------
                            45,0      47,5      50,0      52,5
```

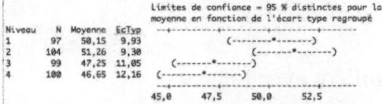

➜La mesure TAA2 n'a pas une évolution régulière avec l'âge.

POUR A3 SUR TA

```
                          Limites de confiance = 95 % distinctes pour la
                          moyenne en fonction de l'écart type regroupé
Niveau   N   Moyenne EcTyp  --+---------+---------+---------+--------
L1L2    400   49,78  14,40  (*)
L2L3    400   56,83  16,11        (*)
L3L4    400   73,58  19,74                   (*)
L4L5    400   96,25  20,35                              (*)
L5S1    400  105,66  18,61                                   (*)
                            --+---------+---------+---------+--------
                            48        64        80        96
Ecart type regroupé = 18,00
```

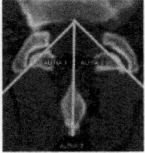

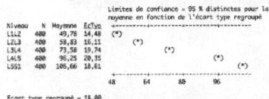

TAA3 augmente progressivement (passant du simple au double) entre L1L2 et L5S1.

En L1L2, TAA3

```
                          Limites de confiance = 95 % distinctes pour la
                          moyenne en fonction de l'écart type regroupé
Niveau   N   Moyenne EcTyp  --------+---------+---------+---------+-
1       217   47,46  14,01  (-------*------)
2       183   52,52  14,59                 (-------*--------)
                            --------+---------+---------+---------+-
                            47,5    50,0    52,5    55,0
Écart type regroupé = 14,27
```

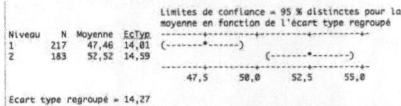

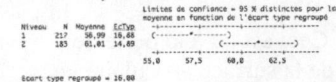

➜Les hommes (1) et les femmes (2) ont environ 5° d'écart en moyenne.
➜La mesure TAA3 n'a pas une évolution régulière avec l'âge.

En L2L3, TAA3

```
                          Limites de confiance = 95 % distinctes pour la
                          moyenne en fonction de l'écart type regroupé
Niveau   N   Moyenne EcTyp  -+---------+---------+---------+--------
1       217   56,99  16,68  (--------*-------)
2       183   61,81  14,89                (--------*-------)
                            -+---------+---------+---------+--------
                            55,0    57,5    60,0    62,5
Écart type regroupé = 16,00
```

➜Les hommes (1) et les femmes (2) ont environ 5° d'écart en moyenne.

En L3L4, TAA3

```
                              Limites de confiance = 95 % distinctes pour la
                              moyenne en fonction de l'écart type regroupé
Niveau   N   Moyenne  ÉcTyp   --------+---------+---------+---------+--------
1        97   73,50   22,23                    (--------*--------)
2       104   76,66   17,85                       (--------*--------)
3        99   73,58   19,04            (--------*--------)
4       100   68,54   19,78   (--------*--------)
                              --------+---------+---------+---------+--------
                                    68,0     72,0     76,0     80,0

Écart type regroupé = 19,57
```

➔La mesure TAA3 n'a pas une évolution régulière avec l'âge.

En L4L5, TAA3

```
                              Limites de confiance = 95 % distinctes pour la
                              moyenne en fonction de l'écart type regroupé
Niveau   N   Moyenne  ÉcTyp   ---------+---------+---------+---------+-------
1        97  100,43   19,60                     (-------*-------)
2       104  101,81   17,95                       (-------*------)
3        99   92,63   18,84   (-------*------)
4       100   90,84   22,74   (-------*------)
                              ---------+---------+---------+---------+-------
                                     90,0     95,0    100,0    105,0

Écart type regroupé = 19,91
```

➔La mesure TAA3 n'a pas une évolution régulière avec l'âge.
En L5S1 : RAS

TAA3 a une forme d'étrave de bateau qui augmente progressivement (passant du simple au double) entre L1L2 et L5S1. Cette forme est probablement nécessaire pour lutter contre l'antélisthésis intervertébral lui même secondaire à la lordose lombaire qui est le plus fort en lombaire bas ou lombosacré et absolument nécessaire à la position érigée. C'est d'ailleurs une caractéristique de l'être humain qui est le seul animal bipède permanent.

> ### *Représentations graphiques concernant les Rayons de cercle sur TA (ne sont représentés que les résultats significatifs.)*

POUR C1 SUR TA

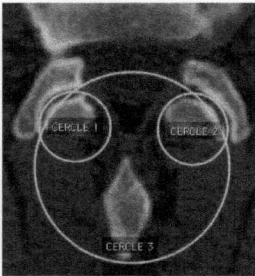

```
                              Limites de confiance = 95 % distinctes pour la
                              moyenne en fonction de l'écart type regroupé
Niveau   N   Moyenne  ÉcTyp   ------+---------+---------+---------+-------
L1L2    400   10,3    3,5     (--------*--------)
L2L3    400   12,3   15,2     (--------*--------)
L3L4    400   11,3    9,4     (-------*--------)
L4L5    400   14,2   11,0     (--------*--------)
L5S1    400   60,1  700,2                              (--------*---------)
                              ------+---------+---------+---------+-------
                                   0        30        60        90

Écart type regroupé = 313,2
```

TAC1 augmente brutalement entre L4L5 et L5S1. Ceci est du à la perte de concavité jusqu'à un aplatissement quasi complet de la surface articulaire en L5S1. La fonction rotatoire de l'articulaire semble diminuer au profit de l'effet antélisthésis au niveau de la charnière lombosacrée.

Résultats

En L1L2, TAC1

```
                    Limites de confiance = 95 % distinctes pour la
                    moyenne en fonction de l'écart type regroupé
Niveau  N   Moyenne  EcTyp  ----------+---------+---------+---------+
1      217  10,870   3,783                     (-------*-------)
2      183   9,577   3,058  (--------*-------)
                           ----------+---------+---------+---------+
                               9,60    10,20    10,80    11,40

Ecart type regroupé = 3,471
```

➔ Les hommes (1) et les femmes (2) n'ont environ qu'1 mm d'écart en moyenne.

En L2L3, TAC1

```
                     Limites de confiance = 95 % distinctes pour la
                     moyenne en fonction de l'écart type regroupé
Niveau  N   Moyenne  EcTyp  ----------+---------+---------+---------+
1      217  13,66    20,19              (---------*---------)
2      183  10,60     3,86  (---------*----------)
                           ----------+---------+---------+---------+
                               10,0     12,0     14,0     16,0

Ecart type regroupé = 15,10
```

➔ Les hommes (1) et les femmes (2) n'ont environ que 3 mm d'écart en moyenne.

En L3L4, TAC1

```
                    Limites de confiance = 95 % distinctes pour la             Limites de confiance = 95 % distinctes pour la
                    moyenne en fonction de l'écart type regroupé               moyenne en fonction de l'écart type regroupé
Niveau  N   Moyenne  EcTyp  ----------+---------+---------+---------+  Niveau  N   Moyenne  EcTyp  ----------+---------+---------+---------+
1      217  12,144   6,626              (------*------)                1     87  12,234   7,126                  (------*-------)
2      183  10,363   3,232  (------*-----)                            2    104  10,064   2,879  (-----*------)
                           ----------+---------+---------+---------+   3     99  11,050   6,628           (------*-----)
                               10,0     11,0     12,0     13,0         4    100  11,352   3,728        (------*------)
                                                                                               ----------+---------+---------+---------+
Ecart type regroupé = 5,348                                                                        9,6     10,8     12,0     13,2

                                                                      Ecart type regroupé = 5,368
```

➔ Les hommes (1) et les femmes (2) ont environ 2 mm d'écart en moyenne.
➔ La mesure TAC1 n'a pas une évolution régulière avec l'âge.

En L4L5 : RAS
En L5S1 : RAS

POUR C2 SUR TA

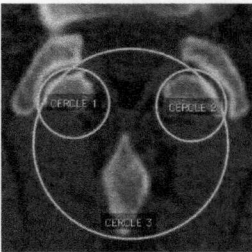

```
                          Limites de confiance = 95 % distinctes pour la
                          moyenne en fonction de l'écart type regroupé
Niveau  N    Moyenne EcTyp.  ------+---------+---------+---------+---
L1L2    400   12,45   12,43  (---*---)
L2L3    400   12,53    7,21  (---*---)
L3L4    400   12,34   14,26  (---*---)
L4L5    400   15,81   12,23     (---*---)
L5S1    400   31,86   60,23                        (----*---)
                          ------+---------+---------+---------+---
                            14,0      21,0      28,0      35,0
```

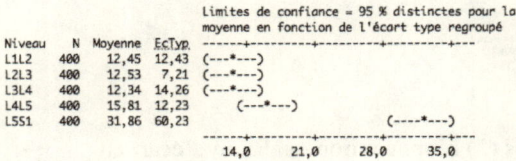

Ecart type regroupé = 28,94

TAC2 augmente brutalement à partir de L4L5 et surtout L5S1. Ceci est du à la perte de concavité jusqu'à un aplatissement quasi complet de la surface articulaire en L5S1. La fonction rotatoire de l'articulaire semble diminuer au profit de l'effet antélisthésis au niveau de la charnière lombosacrée.

En L1L2, TAC2

```
                      Limites de confiance = 95 % distinctes pour la
                      moyenne en fonction de l'écart type regroupé
Niveau  N   Moyenne EcTyp.  -------+---------+---------+---------+-
1      217   13,59  14,90                 (----------*----------)
2      183   11,11   8,46   (----------*----------)
                      -------+---------+---------+---------+-
                          10,5      12,0      13,5      15,0
```

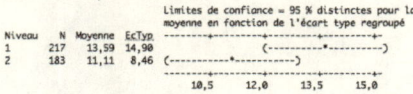

Ecart type regroupé = 12,38

➔ Les hommes (1) et les femmes (2) ont environ 2 mm d'écart en moyenne.
➔ La mesure TAC2 n'a pas une évolution régulière avec l'âge.

En L2L3 : RAS
En L3L4, TAC2

```
                                                      Limites de confiance = 95 % distinctes pour la
                                                      moyenne en fonction de l'écart type regroupé
                      Limites de confiance = 95 % distinctes pour la    Niveau  N   Moyenne EcTyp. ---+---------+---------+---------+----
                      moyenne en fonction de l'écart type regroupé      1      97   16,11  27,85                 (---------*--------)
Niveau  N   Moyenne EcTyp.  ----+---------+---------+---------+----     2     104   10,87   3,59   (--------*--------)
1      217   13,50  18,75                 (--------*---------)          3      99   11,81   5,12   (--------*--------)
2      183   10,98   5,01   (---------*---------)                       4     100   10,75   3,04   (--------*--------)
                      ----+---------+---------+---------+----               ---+---------+---------+---------+----
                         10,0      12,0      14,0      16,0                     9,0      12,0      15,0      18,0
```

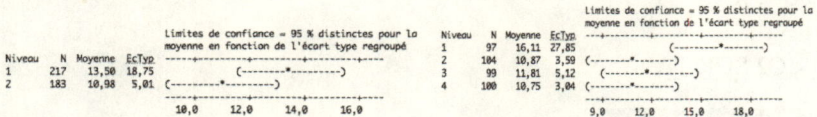

Ecart type regroupé = 14,23   Ecart type regroupé = 14,15

➔ Les hommes (1) et les femmes (2) ont environ 3 mm d'écart en moyenne.
➔ La mesure TAC2 n'a pas une évolution régulière avec l'âge.

En L4L5 : RAS
En L5S1 : RAS

94

POUR C3 SUR TA

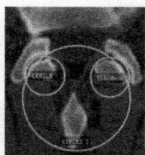

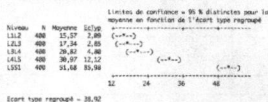

TAC3 augmente progressivement de L1 à S1 puis brutalement à partir de L4L5 et surtout L5S1. Ceci est du à la perte de concavité mais surtout à l'éloignement des articulaires l'une de l'autre donc un cercle mécanique unique qui les réunit sera forcément plus grand.

En L1L2, TAC3

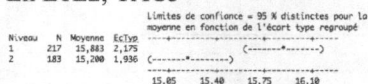

➔Les hommes (1) et les femmes (2) ont moins d'1 mm d'écart en moyenne.

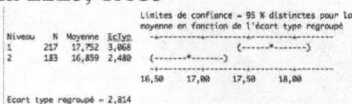

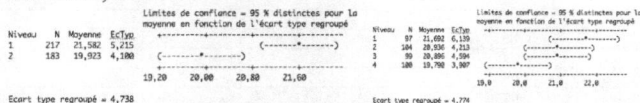

En L2L3, TAC3

➔Les hommes (1) et les femmes (2) ont moins d'1 mm d'écart en moyenne.

En L3L4, TAC3

➔Les hommes (1) et les femmes (2) ont environ 3 mm d'écart en moyenne.
➔La mesure TAC3 n'a pas une évolution régulière avec l'âge.

En L4L5, TAC3

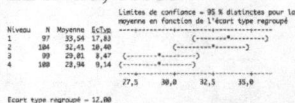

➔La mesure TAC3 diminue régulièrement avec l'âge mais d'environ 5 mm.

En L5S1 : RAS

c) POUR LES DISTANCES SUR SD

➤ Résultats bruts concernant les distances sur SD

Nom Mesure	Niveau	p=	Influence du sexe du patient (H ou F)	Influence du groupe d'age du patient (<45 <60 <75 >75)	% prédictif du Sexe	% prédictif du groupe d'age
SDD1	/ SASL	0,926				
SDD1	/NIVEAU	<0,001				
SDD1	L1L2		<0,001	<0,001	54,5	31,3
SDD1	L2L3		0,18	<0,001	50,7	38,8
SDD1	L3L4		0,315	<0,001	48,5	38,8
SDD1	L4L5		0,173	<0,001	54	38,5
SDD1	L5S1		0,156	<0,001	52,5	32,5
SDD2	/ SASL	0,086				
SDD2	/NIVEAU	<0,001				
SDD2	L1L2		<0,001	<0,001	59	29,2
SDD2	L2L3		<0,001	<0,001	57,8	29,2
SDD2	L3L4		0,013	<0,001	50,7	33,3
SDD2	L4L5		0,022	<0,001	52,7	31
SDD2	L5S1		0,523	0,001	51,7	31,5
SDD3	/ SASL	0,687				
SDD3	/NIVEAU	<0,001				
SDD3	L1L2		<0,001	<0,001	60,3	30,2
SDD3	L2L3		<0,001	<0,001	61	31
SDD3	L3L4		<0,001	<0,001	61	36,2
SDD3	L4L5		0,006	<0,001	54,7	31,5
SDD3	L5S1		0,686	<0,001	48	31,3
SDD4	/ SASL	<0,001				
SDD4	/NIVEAU	<0,001				
SDD4	L1L2		0,001	0,257	65,5	29,7
SDD4	L2L3		<0,001	0,235	61,3	27,5
SDD4	L3L4		<0,001	0,094	60,8	27,5
SDD4	L4L5		0,008	0,003	57,3	28,5
SDD4	L5S1		0,09	0,848	52,5	26,8
SDD5	/ SASL	0,632				
SDD5	/NIVEAU	<0,001				
SDD5	L1L2		0,131	0,001	57,3	29,2
SDD5	L2L3		0,111	<0,001	52	30,8
SDD5	L3L4		0,98	<0,001	50,7	34
SDD5	L4L5		0,486	<0,001	51,7	29,7
SDD5	L5S1		0,585	0,136	51,7	28,2
SDD6	/ SASL	0,204				
SDD6	/NIVEAU	<0,001				
SDD6	L1L2		0,519	0,001	52,2	31,8
SDD6	L2L3		0,317	0,114	53	29
SDD6	L3L4		0,258	0,31	53,2	30,5
SDD6	L4L5		0,832	0,187	50,2	27,3
SDD6	L5S1		0,507	0,443	52,2	26,8
SDD7	/ SASL	0,885				
SDD7	/NIVEAU	<0,001				
SDD7	L1L2		<0,001	0,892	70	26,5
SDD7	L2L3		<0,001	0,647	65,5	25
SDD7	L3L4		<0,001	0,875	68,3	25
SDD7	L4L5		<0,001	0,5	66,2	29,2
SDD7	L5S1		<0,001	0,077	61,5	27,3
SDD8	/ SASL	0,518				
SDD8	/NIVEAU	<0,001				
SDD8	L1L2		<0,001	0,883	66,7	26,3
SDD8	L2L3		<0,001	0,857	66	25,5
SDD8	L3L4		<0,001	0,679	67,7	28,2
SDD8	L4L5		<0,001	0,505	65,7	28,5
SDD8	L5S1		<0,001	0,069	66	30,2

Figure 62 : Corrélations entre les distances sur SD et les groupes de sujets

Résultats

On peut conclure que les distances de D1 à D8 sur le plan SD sont toujours corrélées avec le niveau, souvent avec le sexe, régulièrement avec l'âge et jamais avec le groupe SA ou SL (sauf une exception en D4 mais < à 0,5 mm donc non sans conséquence cliniquement décelable). Enfin, ces mesures ont le pouvoir prédictif du sexe le plus fort de toute l'étude, souvent entre 65% et 70%.

> *Représentations graphiques concernant les Distances sur SD (ne sont représentés que les résultats significatifs.)*

POUR D1 SUR SD

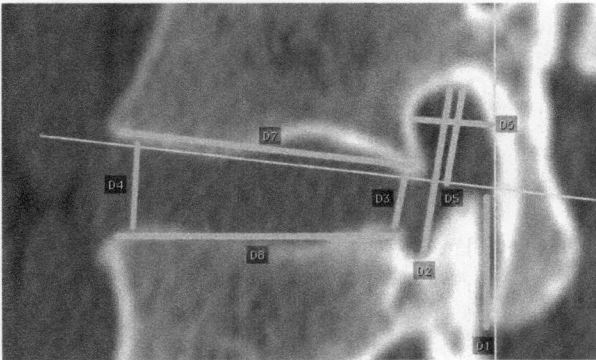

```
                              Limites de confiance = 95 % distinctes pour la
                              moyenne en fonction de l'écart type regroupé
Niveau   N   Moyenne  EcTyp   ------+---------+---------+---------+---
L1L2    400   16,987  2,665   (-----*-----)
L2L3    400   17,254  3,313      (-----*-----)
L3L4    400   17,598  3,372           (-----*-----)
L4L5    400   18,083  3,214                   (-----*-----)
L5S1    400   17,684  2,724         (-----*-----)
                              ------+---------+---------+---------+---
                              17,00    17,50    18,00    18,50

Ecart type regroupé = 3,072
```

➔La mesure SDD1 n'évolue pas régulièrement avec le niveau et des écart de moins de 1,5 mm ce qui perd sa significativité clinique.

En L1L2, SDD1

```
                          Limites de confiance = 95 % distinctes pour la              Limites de confiance = 95 % distinctes pour la
                          moyenne en fonction de l'écart type regroupé                moyenne en fonction de l'écart type regroupé
                                                                        Niveau  N  Moyenne EcTyp  ----------+---------+---------+---------+
Niveau   N  Moyenne EcTyp  ----------+---------+---------+---------+-    1    97  16,183  2,278  (----*----)
  1     217  17,434  2,636                     (------*------)          2   104  16,354  2,535       (----*---)
  2     183  16,457  2,608  (------*------)                             3    99  17,121  2,442                (---*----)
                           ----------+---------+---------+---------+-   4   100  18,372  2,804                          (----*----)
                            16,50     17,00     17,50     18,00                        ----------+---------+---------+---------+
                                                                                        16,0      17,0      18,0      19,0
Ecart type regroupé = 2,623
                                                                       Ecart type regroupé = 2,524
```

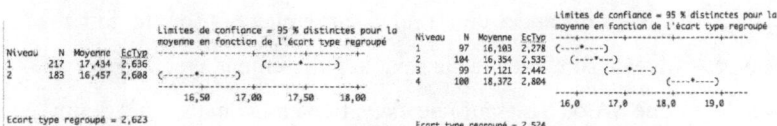

➜Les hommes (1) et les femmes (2) ont environ 1 mm d'écart en moyenne.
➜La mesure SDD1 augmente régulièrement avec l'âge par fabrication d'ostéophytes arthrosiques et ceci représente, au maximum, une différence de 2,5 mm entre les plus jeunes et les plus vieux.
En L2L3, SDD1

```
                          Limites de confiance = 95 % distinctes pour la
                          moyenne en fonction de l'écart type regroupé
Niveau   N  Moyenne EcTyp  -+---------+---------+---------+---------+
  1     97  15,469  2,651   (---*---)
  2    104  16,368  2,432        (---*---)
  3     99  17,358  2,916              (---*---)
  4    100  19,805  3,510                           (---*---)
                          -+---------+---------+---------+---------+
                           15,0      16,5      18,0      19,5
Ecart type regroupé = 2,903
```

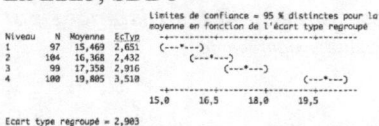

➜La mesure SDD1 augmente régulièrement avec l'âge et ceci représente, au maximum, une différence d'environ 4 mm entre les plus jeunes et les plus vieux.
En L3L4, SDD1

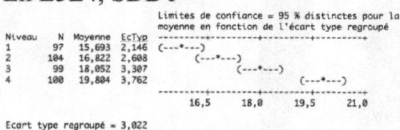

```
                          Limites de confiance = 95 % distinctes pour la
                          moyenne en fonction de l'écart type regroupé
Niveau   N  Moyenne EcTyp  ------+---------+---------+---------+
  1     97  15,693  2,146  (---*---)
  2    104  16,822  2,608       (---*---)
  3     99  18,052  3,307              (---*---)
  4    100  19,804  3,762                        (---*---)
                          ------+---------+---------+---------+
                                16,5      18,0      19,5      21,0
Ecart type regroupé = 3,022
```

➜La mesure SDD1 augmente régulièrement avec l'âge et ceci représente, au maximum, une différence d'environ 4 mm entre les plus jeunes et les plus vieux.
En L4L5, SDD1

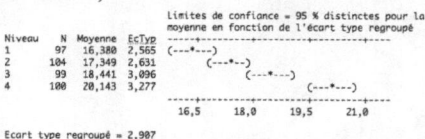

```
                          Limites de confiance = 95 % distinctes pour la
                          moyenne en fonction de l'écart type regroupé
Niveau   N  Moyenne EcTyp  ------+---------+---------+---------+----
  1     97  16,380  2,565  (---*---)
  2    104  17,349  2,631       (---*--)
  3     99  18,441  3,096              (---*---)
  4    100  20,143  3,277                        (---*---)
                          ------+---------+---------+---------+----
                                16,5      18,0      19,5      21,0
Ecart type regroupé = 2,907
```

➜La mesure SDD1 augmente régulièrement avec l'âge et ceci représente, au maximum, une différence d'environ 4 mm entre les plus jeunes et les plus vieux.
En L5S1, SDD1

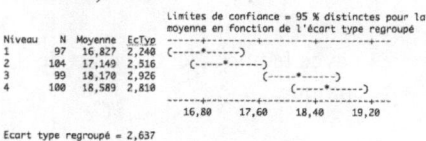

```
                          Limites de confiance = 95 % distinctes pour la
                          moyenne en fonction de l'écart type regroupé
Niveau   N  Moyenne EcTyp  --------+---------+---------+---------+--
  1     97  16,827  2,240  (-----*------)
  2    104  17,149  2,516    (-----*------)
  3     99  18,170  2,926                 (-----*------)
  4    100  18,589  2,810                    (-----*------)
                          --------+---------+---------+---------+--
                                  16,80     17,60     18,40     19,20
Ecart type regroupé = 2,637
```

➜La mesure SDD1 augmente régulièrement avec l'âge et ceci représente, au maximum, une différence d'environ 2 mm entre les plus jeunes et les plus vieux.
En conclusion, la mesure SDD1 n'a aucune modification avec le sexe du sujet mais semble être un bon marqueur de l'arthrose et donc de l'âge.

POUR D2 SUR SD

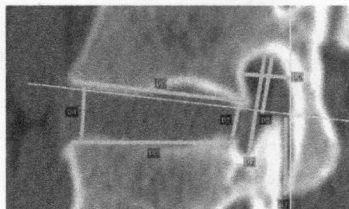

```
                                    Limites de confiance = 95 % distinctes pour la
                                    moyenne en fonction de l'écart type regroupé
Niveau   N    Moyenne  EcTyp   --------+---------+---------+---------+
L1L2    400   19,457   2,494                    (--*-)
L2L3    400   20,797   2,816                              (--*--)
L3L4    400   20,303   2,870                           (--*-)
L4L5    400   18,861   2,572              (--*-)
L5S1    400   17,470   2,769   (--*-)
                                    --------+---------+---------+---------+
                                        18,0      19,0      20,0      21,0

Ecart type regroupé = 2,708
```

➜La mesure SDD2 évolue de manière irrégulière en fonction du niveau (3 mm au maximum)

En L1L2, SDD2

```
                                                                    Limites de confiance = 95 % distinctes pour la
                                                                    moyenne en fonction de l'écart type regroupé
                                                      Niveau  N   Moyenne  EcTyp   --+---------+---------+---------+---
                           Limites de confiance = 95 % distinctes pour la   1    97   20,108  2,240                      (------*------)
                           moyenne en fonction de l'écart type regroupé     2   104   19,858  2,406                 (------*------)
Niveau  N   Moyenne  EcTyp   --------+---------+---------+---------+          3    99   19,236  2,437        (------*------)
1      217   20,016   2,416             (------*------)                       4   100   18,626  2,640   (------*------)
2      183   18,794   2,428    (------*------)                               --+---------+---------+---------+---
                           --------+---------+---------+---------+              18,20     18,90     19,60     20,30
                               18,50     19,00     19,50     20,00

Ecart type regroupé = 2,421                                        Ecart type regroupé = 2,436
```

➜Les hommes (1) et les femmes (2) ont environ 1,5 mm d'écart en moyenne.
➜La mesure SDD2 diminue régulièrement avec l'âge par le vieillissement du disque et ainsi de la hauteur discale et donc, forcément de la hauteur maximale du foramen intervertébral et ceci représente, au maximum, une différence de 1,5 mm entre les plus jeunes et les plus vieux.

En L2L3, SDD2

```
                                                                    Limites de confiance = 95 % distinctes pour la
                                                                    moyenne en fonction de l'écart type regroupé
                                                      Niveau  N   Moyenne  EcTyp   --+---------+---------+---------+---
                           Limites de confiance = 95 % distinctes pour la   1    97   21,282  2,609                      (------*------)
                           moyenne en fonction de l'écart type regroupé     2   104   21,394  2,517                 (------*------)
Niveau  N   Moyenne  EcTyp   --+---------+---------+---------+---             3    99   20,937  2,661                 (------*------)
1      217   21,388   2,850              (-----*------)                       4   100   19,568  3,101   (------*-----)
2      183   20,097   2,615    (------*------)                               --+---------+---------+---------+---
                           --+---------+---------+---------+---                 19,20     20,00     20,80     21,60
                               19,80     20,40     21,00     21,60

Ecart type regroupé = 2,745                                        Ecart type regroupé = 2,730
```

➜Les hommes (1) et les femmes (2) ont moins d'1,5 mm d'écart en moyenne.
➜La mesure SDD2 diminue avec l'âge en moyenne moins de 2 mm.

En L3L4, SDD2

Résultats

```
                          Limites de confiance = 95 % distinctes pour la    Niveau   N  Moyenne  EcTyp      Limites de confiance = 95 % distinctes pour la
                          moyenne en fonction de l'écart type regroupé      1       97  20,947  2,443      moyenne en fonction de l'écart type regroupé
Niveau   N  Moyenne  EcTyp   -+---------+---------+---------+-----            2      104  21,179  2,812              (----*-----)
1       217  20,629  3,043                    (---------*---------)           3       99  20,119  2,573                     (----*-----)
2       183  19,915  2,605   (---------*---------)                            4      100  18,948  3,086   (-----*-----)
                             -+---------+---------+---------+-----                                        --------+---------+---------+---------+--
                           19,60     20,20     20,40     20,80                                                 19,0      20,0      21,0      22,0
Ecart type regroupé = 2,851                                                Ecart type regroupé = 2,743
```

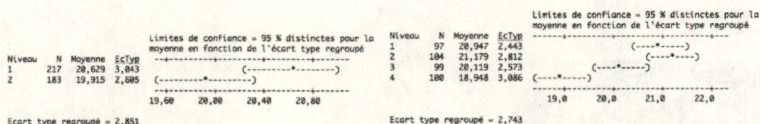

➔ Les hommes (1) et les femmes (2) ont d'environ d'1,5 mm d'écart en moyenne.
➔ La mesure SDD2 diminue avec l'âge en moyenne d'environ 1,5 mm.

En L4L5, SDD2

```
                          Limites de confiance = 95 % distinctes pour la    Niveau   N  Moyenne  EcTyp      Limites de confiance = 95 % distinctes pour la
                          moyenne en fonction de l'écart type regroupé      1       97  19,355  2,328      moyenne en fonction de l'écart type regroupé
Niveau   N  Moyenne  EcTyp   -+---------+---------+---------+-----            2      104  19,256  2,303              (-------*------)
1       217  19,131  2,671                    (--------*--------)             3       99  19,011  2,492                     (-------*-----)
2       183  18,541  2,417   (---------*---------)                            4      100  17,822  2,867   (-------*------)
                             -+---------+---------+---------+-----                                        --------+---------+---------+---------+--
                           18,20     18,55     18,90     19,25                                                 17,50     18,20     18,90     19,60
Ecart type regroupé = 2,558                                                Ecart type regroupé = 2,507
```

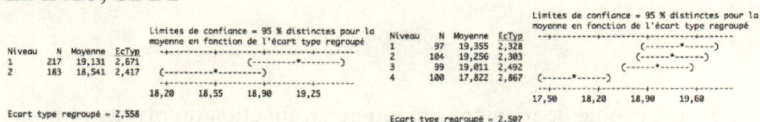

➔ Les hommes (1) et les femmes (2) ont de moins d'1 mm d'écart en moyenne.
➔ La mesure SDD2 diminue avec l'âge en moyenne d'environ 1,5 mm.

En L5S1, SDD2

```
                          Limites de confiance = 95 % distinctes pour la
                          moyenne en fonction de l'écart type regroupé
Niveau   N  Moyenne  EcTyp   +---------+---------+---------+-----
1       97  18,144  2,690                        (-------*-------)
2      104  17,373  2,514              (------*------)
3       99  17,753  3,009                       (-------*------)
4      100  16,636  2,668   (-------*------)
                            +---------+---------+---------+-----
                          16,10     16,80     17,50     18,20
Ecart type regroupé = 2,724
```

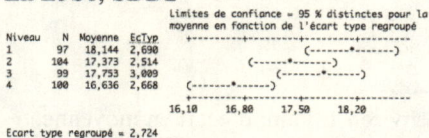

➔ La mesure SDD2 diminue de manière irrégulière avec l'âge.

En conclusion, la mesure SDD2 a un lien avec le sexe et l'âge par l'intermédiaire de la hauteur discale.

POUR D3 SUR SD

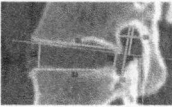

➔La mesure SDD3 diminue de manière irrégulière avec le niveau (moins de 1,5 mm).

En L1L2, SDD3

➔Les hommes (1) et les femmes (2) ont de moins d'1 mm d'écart en moyenne.
➔La mesure SDD3 diminue irrégulièrement avec l'âge en moyenne moins d'1 mm.

En L2L3, SDD3

➔Les hommes (1) et les femmes (2) ont de moins d'1 mm d'écart en moyenne.
➔La mesure SDD3 diminue régulièrement avec l'âge en moyenne d'1 mm environ.

En L3L4, SDD3

➔Les hommes (1) et les femmes (2) ont de moins d'1 mm d'écart en moyenne.
➔La mesure SDD3 diminue régulièrement avec l'âge en moyenne d'1 mm environ.

En L4L5, SDD3

➔Les hommes (1) et les femmes (2) ont de moins d'1 mm d'écart en moyenne.
➔La mesure SDD3 diminue régulièrement avec l'âge en moyenne d'1 mm environ.

En L5S1, SDD3

Résultats

```
                                    Limites de confiance = 95 % distinctes pour la
                                    moyenne en fonction de l'écart type regroupé
Niveau   N   Moyenne EcTyp    -+---------+---------+---------+---------
1        97  4,192   1,307                              (------*------)
2        104 3,754   1,416             (------*------)
3        99  3,709   1,450             (------*------)
4        100 3,384   1,524    (------*------)
                             -+---------+---------+---------+---------
                             3,15      3,50      3,85      4,20

Écart type regroupé = 1,376
```

➔ La mesure SDD3 diminue régulièrement avec l'âge en moyenne d'1 mm environ.

En conclusion, la mesure SDD3 donne la hauteur discale parasagittale mais évolue dans des proportions à la limite de la significativité au vu de la méthode de mesure.

POUR D4 SUR SD

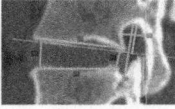

Niveau	N	Moyenne	EcTyp
SA	1000	8,231	2,263
SL	1000	7,863	2,318

Limites de confiance = 95 % distinctes pour la moyenne en fonction de l'écart type regroupé

Ecart type regroupé = 2,291

Niveau	N	Moyenne	EcTyp
L1L2	400	7,464	1,770
L2L3	400	8,146	2,010
L3L4	400	8,468	1,921
L4L5	400	8,536	2,570
L5S1	400	7,621	2,834

Limites de confiance = 95 % distinctes pour la moyenne en fonction de l'écart type regroupé

Ecart type regroupé = 2,258

Le différence SA/SL est de 0,40 mm en moyenne ce qui est tres en dessous de la précision réelle de cette technique biométrique numérique.

La mesure SDD4 diminue irrégulièrement en fonction du niveau en moyenne moins d'1 mm.

En L1L2, SDD4

Niveau	N	Moyenne	EcTyp
1	217	8,102	1,689
2	183	6,707	1,556

Limites de confiance = 95 % distinctes pour la moyenne en fonction de l'écart type regroupé

Ecart type regroupé = 1,630

➔ Les hommes (1) et les femmes (2) ont de moins d'1,5 mm d'écart en moyenne.

En L2L3, SDD4

Niveau	N	Moyenne	EcTyp
1	217	8,721	1,865
2	183	7,463	1,967

Limites de confiance = 95 % distinctes pour la moyenne en fonction de l'écart type regroupé

Ecart type regroupé = 1,912

➔ Les hommes (1) et les femmes (2) ont de moins d'1,5 mm d'écart en moyenne.

En L3L4, SDD4

Niveau	N	Moyenne	EcTyp
1	217	8,914	1,984
2	183	7,939	1,702

Limites de confiance = 95 % distinctes pour la moyenne en fonction de l'écart type regroupé

Ecart type regroupé = 1,861

➔ Les hommes (1) et les femmes (2) ont de moins d'1 mm d'écart en moyenne.

En L4L5, SDD4

Niveau	N	Moyenne	EcTyp
1	217	9,056	2,525
2	183	7,920	2,491

Limites de confiance = 95 % distinctes pour la moyenne en fonction de l'écart type regroupé

Ecart type regroupé = 2,509

Niveau	N	Moyenne	EcTyp
1	97	9,029	1,684
2	104	8,727	2,443
3	99	8,658	2,815
4	100	7,739	2,979

Limites de confiance = 95 % distinctes pour la moyenne en fonction de l'écart type regroupé

Ecart type regroupé = 2,534

➔Les hommes (1) et les femmes (2) ont de moins d'1,5 mm d'écart en moyenne.
➔La mesure SDD4 diminue régulièrement avec l'âge en moyenne d'1,5 mm environ.
En L5S1 : RAS
En conclusion, la mesure SDD4 donne la hauteur discale parasagittale mais évolue dans des proportions à la limite de la significativité au vu de la méthode de mesure.

POUR D5 SUR SD

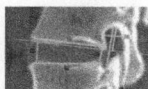

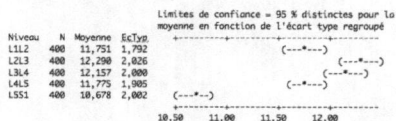

```
                      Limites de confiance = 95 % distinctes pour la
                      moyenne en fonction de l'écart type regroupé
Niveau  N   Moyenne EcTyp  ----------+---------+---------+---------
L1L2   400  11,751  1,792                   (---*---)
L2L3   400  12,290  2,026                              (---*---)
L3L4   400  12,157  2,000                         (---*---)
L4L5   400  11,775  1,905                     (--*---)
L5S1   400  10,678  2,002   (---*--)
                      ----------+---------+---------+---------
                      10,50   11,00    11,50    12,00

Ecart type regroupé = 1,947
```

SDD5 diminue irrégulièrement en fonction du niveau avec en moyenne moins de 2 mm
En L1L2, SDD5

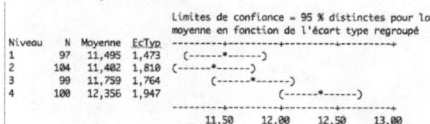

```
                      Limites de confiance = 95 % distinctes pour la
                      moyenne en fonction de l'écart type regroupé
Niveau  N   Moyenne EcTyp  ----------+---------+---------+---------
1       97  11,495  1,473   (------*------)
2      104  11,402  1,810  (------*------)
3       99  11,759  1,764         (------*------)
4      100  12,356  1,947                (------*------)
                      ----------+---------+---------+---------
                      11,50   12,00    12,50    13,00

Ecart type regroupé = 1,760
```

➔La mesure SDD5 évolue irrégulièrement avec l'âge moins d'1 mm en moyenne.
En L2L3, SDD5

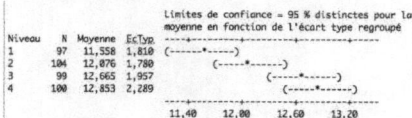

```
                      Limites de confiance = 95 % distinctes pour la
                      moyenne en fonction de l'écart type regroupé
Niveau  N   Moyenne EcTyp  ---+---------+---------+---------+-----
1       97  11,558  1,810  (------*-----)
2      104  12,076  1,780        (-----*-----)
3       99  12,665  1,957              (-----*-----)
4      100  12,853  2,289               (-----*------)
                      ---+---------+---------+---------+-----
                      11,40   12,00    12,60    13,20

Ecart type regroupé = 1,969
```

➔La mesure SDD5 évolue régulièrement avec l'âge d'environ 1,5 mm en moyenne.
En L3L4, SDD5

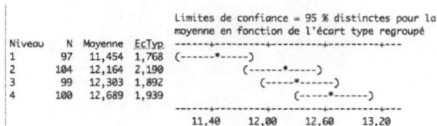

```
                        Limites de confiance = 95 % distinctes pour la
                        moyenne en fonction de l'écart type regroupé
Niveau    N   Moyenne  EcTyp  ------+---------+---------+---------+---
1        97   11,454   1,768  (------*-----)
2       104   12,164   2,190            (------*-----)
3        99   12,303   1,892                (-----*------)
4       100   12,689   1,939                      (-----*------)
                              ------+---------+---------+---------+---
                              11,40    12,00    12,60    13,20

Ecart type regroupé = 1,957
```

➔ La mesure SDD5 évolue régulièrement avec l'âge de moins de 1,5 mm en moyenne.

En L4L5, SDD5

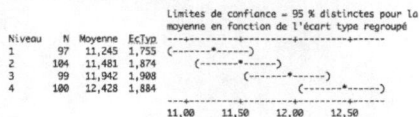

```
                        Limites de confiance = 95 % distinctes pour la
                        moyenne en fonction de l'écart type regroupé
Niveau    N   Moyenne  EcTyp  ---+---------+---------+---------+------
1        97   11,245   1,755  (-------*------)
2       104   11,481   1,874      (-------*------)
3        99   11,942   1,908              (-------*------)
4       100   12,428   1,884                     (-------*------)
                              ---+---------+---------+---------+------
                              11,00    11,50    12,00    12,50

Ecart type regroupé = 1,857
```

➔ La mesure SDD5 évolue régulièrement avec l'âge de moins de 1,5 mm en moyenne.

En L5S1 : RAS

En conclusion, SDD5 évolue dans des proportions à la limite de la significativité au vu de la méthode de mesure.

POUR D6 SUR SD

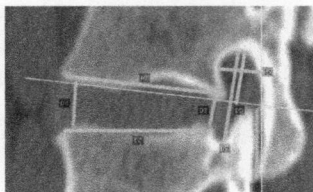

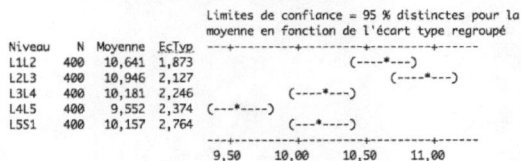

```
                        Limites de confiance = 95 % distinctes pour la
                        moyenne en fonction de l'écart type regroupé
Niveau    N   Moyenne  EcTyp  ---+---------+---------+--------+------
L1L2    400   10,641   1,873                 (----*---)
L2L3    400   10,946   2,127                      (----*---)
L3L4    400   10,181   2,246            (----*---)
L4L5    400    9,552   2,374  (---*----)
L5S1    400   10,157   2,764           (---*----)
                              ---+---------+---------+--------+------
                              9,50    10,00    10,50    11,00

Ecart type regroupé = 2,296
```

SDD6 évolue peu en fonction du niveau avec en moyenne moins de 1,5 mm

En L1L2, SDD6

```
                          Limites de confiance = 95 % distinctes pour la
                          moyenne en fonction de l'écart type regroupé
Niveau    N   Moyenne  EcTyp  -----+---------+---------+---------+----
1        97   11,172   1,675                        (------*------)
2       104   10,685   1,749              (------*------)
3        99   10,632   1,732          (-------*------)
4       100   10,089   2,164  (------*------)
                              -----+---------+---------+---------+----
                              10,00    10,50     11,00     11,50
```

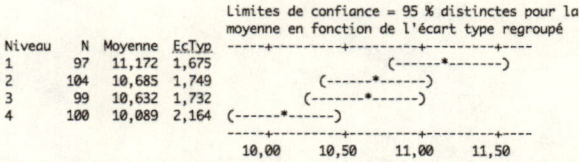

Ecart type regroupé = 1,841

➜ La mesure SDD6 évolue régulièrement avec l'âge de moins de 1,5 mm en moyenne.

En L2L3
RAS
En L3L4
RAS
En L4L5
RAS
En L5S1
RAS

En conclusion, SDD6 évolue dans des proportions à la limite de la significativité au vu de la méthode de mesure. La taille antéropostérieure du foramen semble donc toujours proche de 1 cm quelque soit le niveau, l'âge ou le sexe.

POUR D7 SUR SD

```
                         Limites de confiance = 95 % distinctes pour la
                         moyenne en fonction de l'écart type regroupé
Niveau   N   Moyenne  EcTyp  --+----------+----------+----------+------
L1L2    400  23,304   3,489                          (--*--)
L2L3    400  23,558   3,566                         (-*--)
L3L4    400  23,864   3,278                            (--*--)
L4L5    400  22,684   3,189                 (-*--)
L5S1    400  20,456   3,175  (-*--)
                             --+----------+----------+----------+------
                             20,4       21,6       22,8       24,0
```

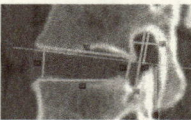

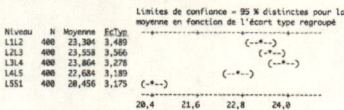

Ecart type regroupé = 3,343

SDD7 diminue de manière irrégulière en fonction du niveau avec en moyenne de 3 mm d'écart.
En L1L2, SDD7

106

```
                              Limites de confiance = 95 % distinctes pour la
                              moyenne en fonction de l'écart type regroupé
Niveau   N    Moyenne  EcTyp  ----+---------+---------+---------+----
1       217   24,762   3,367                            (--*---)
2       183   21,575   2,775  (---*---)
                              ----+---------+---------+---------+----
                              21,6      22,8      24,0      25,2

Ecart type regroupé = 3,110
```

➔ Les hommes (1) et les femmes (2) ont plus de 3 mm d'écart en moyenne ce qui est cliniquement et statistiquement significatif.

En L2L3, SDD7

```
                              Limites de confiance = 95 % distinctes pour la
                              moyenne en fonction de l'écart type regroupé
Niveau   N    Moyenne  EcTyp  ---+---------+---------+---------+----
1       217   24,807   3,516                          (---*---)
2       183   22,077   3,024  (----*----)
                              ---+---------+---------+---------+----
                              22,0     23,0      24,0      25,0

Ecart type regroupé = 3,300
```

➔ Les hommes (1) et les femmes (2) ont plus de 2,5 mm d'écart en moyenne.

En L3L4, SDD7

```
                              Limites de confiance = 95 % distinctes pour la
                              moyenne en fonction de l'écart type regroupé
Niveau   N    Moyenne  EcTyp  +---------+---------+---------+----
1       217   25,073   3,218                        (--*---)
2       183   22,430   2,791  (---*----)
                              +---------+---------+---------+----
                              22,0     23,0      24,0      25,0

Ecart type regroupé = 3,005
```

➔ Les hommes (1) et les femmes (2) ont plus de 2,5 mm d'écart en moyenne.

En L4L5, SDD7

```
                              Limites de confiance = 95 % distinctes pour la
                              moyenne en fonction de l'écart type regroupé
Niveau   N    Moyenne  EcTyp  ---------+---------+---------+----
1       217   23,755   3,027                       (----*----)
2       183   21,413   2,904  (-----*----)
                              ---------+---------+---------+----
                              21,60     22,40     23,20     24,00

Ecart type regroupé = 2,971
```

➔ Les hommes (1) et les femmes (2) ont plus de 2 mm d'écart en moyenne.

En L5S1, SDD7

```
                              Limites de confiance = 95 % distinctes pour la
                              moyenne en fonction de l'écart type regroupé
Niveau   N    Moyenne  EcTyp  ---+---------+---------+---------+----
1       217   21,286   3,342                        (----*----)
2       183   19,471   2,655  (-----*----)
                              ---+---------+---------+---------+----
                              19,60     20,30     21,00     21,70

Ecart type regroupé = 3,047
```

➔ Les hommes (1) et les femmes (2) ont environ de 2 mm d'écart en moyenne.

En conclusion, SDD7 présente une vraie différence mesurable entre homme et femme et cela quelque soit le niveau étudié.

POUR D8 SUR SD

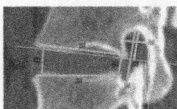

Résultats

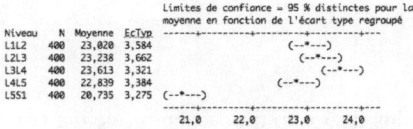

```
                   Limites de confiance = 95 % distinctes pour la
                   moyenne en fonction de l'écart type regroupé
Niveau  N   Moyenne EcTyp  ------+---------+---------+---------+---
L1L2   400  23,020  3,584                        (--*---)
L2L3   400  23,238  3,662                          (--*---)
L3L4   400  23,613  3,321                            (--*---)
L4L5   400  22,839  3,384                       (--*---)
L5S1   400  20,735  3,275  (--*---)
                   ------+---------+---------+---------+---
                        21,0      22,0      23,0      24,0

Ecart type regroupé = 3,449
```

SDD8 diminue de manière irrégulière en fonction du niveau avec en moyenne de 3,5 mm d'écart.

En L1L2, SDD8

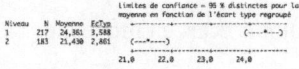

```
                Limites de confiance = 95 % distinctes pour la
                moyenne en fonction de l'écart type regroupé
Niveau  N   Moyenne EcTyp ------+---------+---------+---------+
1  217  24,361  3,588                      (----*---)
2  183  21,430  2,801     (---*----)
                ------+---------+---------+---------+
                    21,0     22,0     23,0     24,0

Ecart type regroupé = 3,276
```

➡Les hommes (1) et les femmes (2) ont presque de 3 mm d'écart en moyenne ce qui est cliniquement et statistiquement significatif.

En L2L3, SDD8

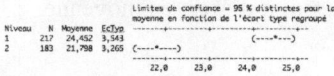

```
                Limites de confiance = 95 % distinctes pour la
                moyenne en fonction de l'écart type regroupé
Niveau  N   Moyenne EcTyp ------+---------+---------+---------+
1  217  24,452  3,543                     (----*---)
2  183  21,798  3,265     (----*---)
                ------+---------+---------+---------+
                    22,0     23,0     24,0     25,0

Ecart type regroupé = 3,418
```

➡Les hommes (1) et les femmes (2) ont plus de 2,5 mm d'écart en moyenne.

En L3L4, SDD8

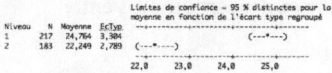

```
                Limites de confiance = 95 % distinctes pour la
                moyenne en fonction de l'écart type regroupé
Niveau  N   Moyenne EcTyp ------+---------+---------+---------+
1  217  24,764  3,304                     (---*---)
2  183  22,249  2,789     (---*----)
                ------+---------+---------+---------+
                    22,0     23,0     24,0     25,0

Ecart type regroupé = 3,079
```

➡Les hommes (1) et les femmes (2) ont 2,5 mm d'écart en moyenne.

En L4L5, SDD8

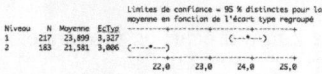

```
                Limites de confiance = 95 % distinctes pour la
                moyenne en fonction de l'écart type regroupé
Niveau  N   Moyenne EcTyp ------+---------+---------+---------+
1  217  23,899  3,327                    (----*---)
2  183  21,581  3,006     (----*---)
                ------+---------+---------+---------+
                    22,0     23,0     24,0     25,0

Ecart type regroupé = 3,184
```

➡Les hommes (1) et les femmes (2) ont plus de 2 mm d'écart en moyenne.

En L5S1, SDD8

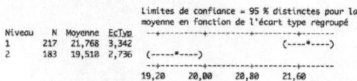

```
                Limites de confiance = 95 % distinctes pour la
                moyenne en fonction de l'écart type regroupé
Niveau  N   Moyenne EcTyp ------+---------+---------+---------+
1  217  21,768  3,342                    (----*----)
2  183  19,510  2,736     (-----*----)
                ------+---------+---------+---------+
                    19,20    20,00    20,80    21,60

Ecart type regroupé = 3,080
```

➡Les hommes (1) et les femmes (2) ont plus de 2 mm d'écart en moyenne.
En conclusion, SDD8 présente une vraie différence mesurable entre homme et femme et cela quelque soit le niveau étudié.

d) POUR LES ANGLES ET LES CERCLES SUR SD

➤ *Résultats bruts concernant les Angles et Cercles sur SD*

Nom Mesure	Niveau	p=	Influence du sexe du patient (H ou F)	Influence du groupe d'age du patient (<45 <60 <75 >75)	% prédictif Sexe	% prédictif du groupe d'age
SDA1	/ SASL	<0,001				
SDA1	/ NIVEAU	<0,001				
SDA1	L1L2		0,503	<0,001	51,7	39,8
SDA1	L2L3		0,999	<0,001	52,2	39,5
SDA1	L3L4		0,894	<0,001	51,2	38,3
SDA1	L4L5		0,921	<0,001	47	34,7
SDA1	L5S1		0,187	<0,001	51,7	33,8
SDA2	/ SASL	0,016				
SDA2	/ NIVEAU	<0,001				
SDA2	L1L2		0,015	<0,001	54,2	34,7
SDA2	L2L3		0,566	<0,001	51,5	35
SDA2	L3L4		0,326	<0,001	50,5	32,3
SDA2	L4L5		0,459	<0,001	54	36,7
SDA2	L5S1		0,181	0,036	51,5	29,2
SDA3	/ SASL	<0,001				
SDA3	/ NIVEAU	<0,001				
SDA3	L1L2		0,014	<0,001	58,5	30,8
SDA3	L2L3		0,329	<0,001	53	31,5
SDA3	L3L4		0,073	0,003	54	28,5
SDA3	L4L5		0,171	0,637	51,7	25,8
SDA3	L5S1		0,854	0,122	48	26,8
SDC1	/ SASL	0,068				
SDC1	/ NIVEAU	<0,001				
SDC1	L1L2		0,073	0,567	52,5	25,5
SDC1	L2L3		0,003	0,035	53,5	29,2
SDC1	L3L4		0,049	0,882	54,5	29,5
SDC1	L4L5		0,821	0,24	49,8	26,3
SDC1	L5S1		0,798	0,278	51,7	27,8

Figure 63 : Corrélations entre les mesures calculées et les groupes de sujets (sexe, âge, niveau et Lombalgique ou non) avec les mesures d'angles et de cercles faites sur SD

On peut conclure que les angles de A1 à A3 sur le plan SD sont toujours corrélés avec le niveau, souvent avec l'âge, rarement avec le sexe.

Statistiquement, on retrouve une différence significative entre les groupe SA ou SL mais elle est toujours inférieure à 2 ° qui reste largement dans l'amplitude d'une erreur de mesure d'angle et n'a donc pour nous aucune significativité.

Enfin, ces mesures d'angles ne sont pas prédictives du sexe.

De même, on peut conclure que le rayons de cercle C1, sur le plan SD, est toujours corrélé avec le niveau, rarement avec le sexe et l'âge et pas avec le groupe SA ou SL. Le pouvoir prédictif du sexe est également très mauvais.

> **Représentations graphiques concernant les Angles sur SD**
> **(ne sont représentés que les résultats significatifs.)**

POUR A1 SUR SD

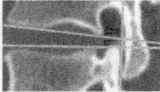

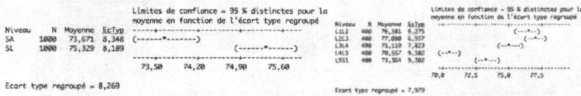

SDA1 diminue de manière irrégulière en fonction du niveau avec en moyenne 5° d'écart.
La différence SA SL est d'environ 2° ce qui n'est pas cliniquement significatif.
En L1L2, SDA1

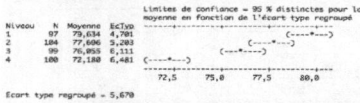

→La mesure SDA1 diminue régulièrement avec l'âge avec 8° d'écart en moyenne.
En L2L3, SDA1

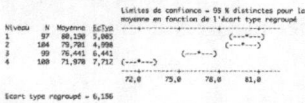

→La mesure SDA1 diminue régulièrement avec l'âge avec 8° d'écart environ, en moyenne.
En L3L4, SDA1

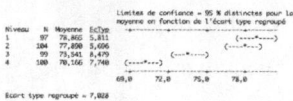

→La mesure SDA1 diminue régulièrement avec l'âge avec 8° d'écart environ, en moyenne.

En L4L5, SDA1

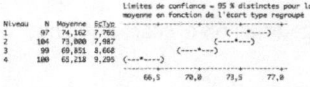

→La mesure SDA1 diminue régulièrement avec l'âge avec 8° d'écart environ, en moyenne.

En L5S1, SDA1

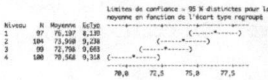

→La mesure SDA1 diminue régulièrement avec l'âge avec 8° d'écart environ, en moyenne.

En conclusion, la mesure d'angle SDA1 est sensible à l'âge par les modifications anatomiques que la discarthrose induit sur le plateau vertébral supérieur et l'arthrose facétaire postérieure.

POUR A2 SUR SD

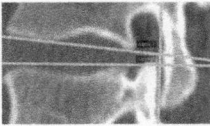

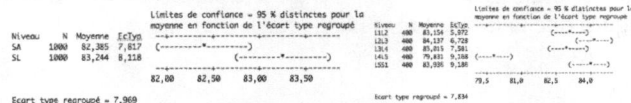

SDA2 évolue de manière irrégulière en fonction du niveau avec en moyenne 5° d'écart.

La différence SA SL en d'environ 1° ce qui n'est pas cliniquement significatif.

En L1L2, SDA2

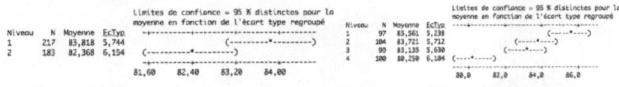

→Les hommes (1) et les femmes (2) ont moins de 2° d'écart en moyenne.
→La mesure SDA2 diminue régulièrement avec l'âge avec 5° d'écart environ, en moyenne.

En L2L3, SDA2

111

```
                    Limites de confiance = 95 % distinctes pour la
                    moyenne en fonction de l'écart type regroupé
Niveau   N  Moyenne  EcTyp    -----------------+---------+---------+---------
1       97  86,021   5,195                              (----*----)
2      104  86,295   5,315                               (----*----)
3       99  83,995   6,723                       (----*----)
4      100  80,207   7,624    (----*----)
                             -----------------+---------+---------+---------
                             80,0     82,5     85,0     87,5

Écart type regroupé = 6,294
```

➔La mesure SDA2 diminue régulièrement avec l'âge avec 6° d'écart environ, en moyenne.

En L3L4, SDA2

```
                    Limites de confiance = 95 % distinctes pour la
                    moyenne en fonction de l'écart type regroupé
Niveau   N  Moyenne  EcTyp    -----------------+---------+---------+---------
1       97  86,111   6,421                             (----*----)
2      104  85,242   5,727                          (----*----)
3       99  81,680   8,450              (----*----)
4      100  79,005   7,597    (----*----)
                             -----------------+---------+---------+---------
                             80,0     82,5     85,0     87,5

Écart type regroupé = 7,062
```

➔La mesure SDA2 diminue régulièrement avec l'âge avec 7° d'écart environ, en moyenne.

En L4L5, SDA2

```
                    Limites de confiance = 95 % distinctes pour la
                    moyenne en fonction de l'écart type regroupé
Niveau   N  Moyenne  EcTyp    -------+---------+---------+---------+
1       97  83,762   7,870                      (----*----)
2      104  82,093   7,085                (----*----)
3       99  79,403   8,853      (----*----)
4      100  74,988   9,695    (----*----)
                             -------+---------+---------+---------+
                             73,5     77,0     80,5     84,0

Écart type regroupé = 8,437
```

➔La mesure SDA2 diminue régulièrement avec l'âge avec 9° d'écart environ, en moyenne.

En L5S1, SDA2

```
                    Limites de confiance = 95 % distinctes pour la
                    moyenne en fonction de l'écart type regroupé
Niveau   N  Moyenne  EcTyp    ------+---------+---------+---------+
1       97  86,020   7,879                      (--------*--------)
2      104  84,227   8,694              (--------*--------)
3       99  83,859   9,850    (--------*--------)
4      100  82,478   9,898    (--------*--------)
                             ------+---------+---------+---------+
                             82,0     84,0     86,0     88,0

Écart type regroupé = 9,122
```

➔La mesure SDA2 diminue régulièrement avec l'âge avec 4° d'écart environ, en moyenne.

En conclusion, la mesure d'angle SDA2 est sensible à l'âge par les modifications anatomiques que la discarthrose induit sur le plateau vertébral inférieur plus l'arthrose facétaire postérieure.

POUR A3 SUR SD

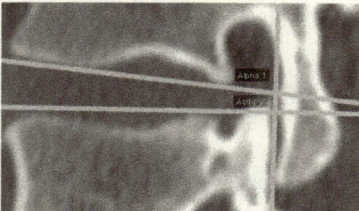

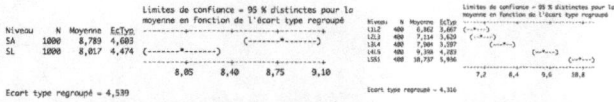

SDA3 Augmente de manière régulière en fonction du niveau avec en moyenne moins de 5° d'écart.

La différence SA SL en d'environ 1° ce qui n'est pas cliniquement significatif.

En L1L2, SDA3

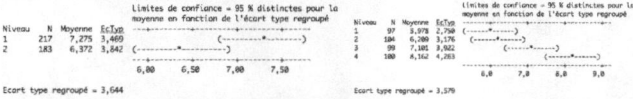

➔Les hommes (1) et les femmes (2) ont moins de 1° d'écart en moyenne.

➔La mesure SDA3 augmente régulièrement avec l'âge avec 2° d'écart environ, en moyenne.

En L2L3, SDA3

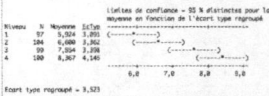

➔La mesure SDA3 augmente régulièrement avec l'âge avec 2,5° d'écart en moyenne.

En L3L4, SDA3

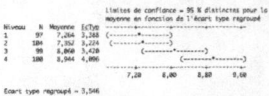

➔La mesure SDA3 augmente régulièrement avec l'âge avec 2° d'écart en moyenne.

En L4L5 : RAS

En L5S1 : RAS

En conclusion, la mesure d'angle SDA3 est peu corrélée au sexe, au niveau ou à l'âge des sujets.

> ***Représentations graphiques concernant le Rayon de cercle C1 sur SD*** *(ne sont représentés que les résultats significatifs.)*

POUR C1 SUR SD

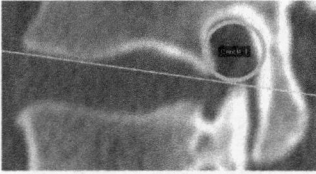

```
                                    Limites de confiance = 95 % distinctes pour la
                                    moyenne en fonction de l'écart type regroupé
Niveau   N     Moyenne   EcTyp    --+---------+---------+---------+--------
L1L2    400    5,0869    0,6647                                  (-*-)
L2L3    400    5,0858    0,7204                                  (-*-)
L3L4    400    4,7319    0,6943                        (-*-)
L4L5    400    4,3368    0,7343              (-*--)
L5S1    400    3,9007    0,8415    (-*--)
                                  --+---------+---------+---------+--------
                                    3,85      4,20      4,55      4,90

Ecart type regroupé = 0,7335
```

SDC1 Augmente de manière régulière en fonction du niveau avec en moyenne 1 mm d'écart.

En L1L2 : RAS
En L2L3, SDC1

```
                            Limites de confiance = 95 % distinctes pour la
                            moyenne en fonction de l'écart type regroupé
Niveau   N    Moyenne  EcTyp  --+---------+---------+---------+------
1       217   4,9884  0,7076  (-------*-------)
2       183   5,2014  0,7203                (-------*-------)
                             --+---------+---------+---------+------
                               4,92      5,04      5,16      5,28

Ecart type regroupé = 0,7134
```

```
                                   Limites de confiance = 95 % distinctes pour la
                                   moyenne en fonction de l'écart type regroupé
Niveau   N    Moyenne  EcTyp   -+---------+---------+---------+--------
1        97   4,9431  0,6711   (--------*--------)
2       104   5,0585  0,7017       (--------*--------)
3        99   5,0984  0,6969          (--------*--------)
4       100   5,2403  0,7854               (--------*--------)
                              -+---------+---------+---------+--------
                               4,80      4,95      5,10      5,25

Ecart type regroupé = 0,7153
```

➜ Les hommes (1) et les femmes (2) ont moins de 1 mm d'écart en moyenne.
➜ SDC1 augmente régulièrement avec l'âge avec moins d'1 mm d'écart en moyenne.

En L3L4, SDC1

```
                            Limites de confiance = 95 % distinctes pour la
                            moyenne en fonction de l'écart type regroupé
Niveau   N    Moyenne  EcTyp  --+---------+---------+---------+------
1       217   4,6691  0,6883  (--------*--------)
2       183   4,8063  0,6959             (--------*--------)
                             --+---------+---------+---------+------
                               4,60      4,70      4,80      4,90

Ecart type regroupé = 0,6918
```

➜ Les hommes (1) et les femmes (2) ont moins de 1 mm d'écart en moyenne.

En L4L5 : RAS
En L5S1 : RAS

En conclusion, la mesure du rayon SDC1 est peu corrélée au sexe, au niveau ou à l'âge des sujets. Les différences retrouvées ne sont pas cliniquement significatives car elles sont inférieures à l'épaisseur des coupes natives.

e) POUR LES DISTANCES SUR FB

> ### Résultats bruts concernant les Distances sur FB

Nom Mesure	Niveau	p=	Influence du sexe du patient (H ou F)	Influence du groupe d'age du patient (<45 <60 <75 >75)	% prédictif Sexe	% prédictif du groupe d'age
FBD1	/ SASL	0,427				
FBD1	/ NIVEAU	<0,001				
FBD1	L1L2		<0,001	0,011	59,8	29,7
FBD1	L2L3		<0,001	0,033	62,5	28,7
FBD1	L3L4		<0,001	0,57	61,5	24,8
FBD1	L4L5		<0,001	0,336	61,8	25,8
FBD1	L5S1		<0,001	0,906	63,5	25,5
FBD2	/ SASL	0,149				
FBD2	/ NIVEAU	<0,001				
FBD2	L1L2		<0,001	0,559	59,3	26,5
FBD2	L2L3		0,001	0,291	58,3	27,3
FBD2	L3L4		<0,001	0,14	58,8	28
FBD2	L4L5		<0,001	0,005	57,3	32
FBD2	L5S1		<0,001	0,276	61,5	25,3
FBD3	/ SASL	0,065				
FBD3	/ NIVEAU	<0,001				
FBD3	L1L2		<0,001	<0,001	61	29
FBD3	L2L3		<0,001	<0,001	61	32,5
FBD3	L3L4		<0,001	<0,001	53,7	33,8
FBD3	L4L5		0,002	<0,001	56,5	31,3
FBD3	L5S1		0,036	<0,001	56	30,8
FBD4	/ SASL	0,001				
FBD4	/ NIVEAU	<0,001				
FBD4	L1L2		<0,001	<0,001	62	30
FBD4	L2L3		<0,001	<0,001	66,7	36
FBD4	L3L4		<0,001	<0,001	59,3	33,5
FBD4	L4L5		<0,001	<0,001	62	34,7
FBD4	L5S1		0,025	<0,001	56	31,5
FBD5	/ SASL	0,951				
FBD5	/ NIVEAU	<0,001				
FBD5	L1L2		<0,001	<0,001	58,5	34,3
FBD5	L2L3		<0,001	<0,001	61	36,7
FBD5	L3L4		<0,001	<0,001	57,8	40,7
FBD5	L4L5		<0,001	<0,001	58	35,2
FBD5	L5S1		0,598	0,036	50,2	25,5
FBD6	/ SASL	0,192				
FBD6	/ NIVEAU	<0,001				
FBD6	L1L2		<0,001	<0,001	55	34,5
FBD6	L2L3		<0,001	<0,001	55,8	35
FBD6	L3L4		<0,001	<0,001	60,3	41
FBD6	L4L5		<0,001	<0,001	57,3	32
FBD6	L5S1		0,419	0,116	51,7	26

Figure 64 : Corrélations entre les mesures de distances faites sur FB et les groupes de sujets (sexe, âge, niveau et Lombalgique ou non)

On peut conclure que les distances de D1 à D6 sur le plan FB sont toujours corrélées avec le niveau, souvent avec le sexe, régulièrement avec l'âge et jamais avec le groupe SA ou SL (sauf une exception en D4 mais < à 0,5 mm donc non sans conséquence cliniquement décelable). Enfin, ces mesures ont un pouvoir prédictif du sexe intéressant, souvent entre 60% et 67%.

POUR D2 SUR FB

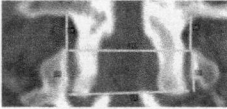

En L1L2, FBD2

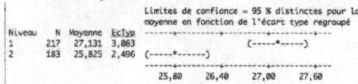

➔ Les hommes (1) et les femmes (2) ont moins de 2 mm d'écart en moyenne.

En L2L3, FBD2

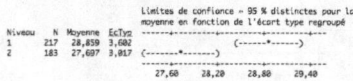

➔ Les hommes (1) et les femmes (2) ont 1 mm d'écart en moyenne.

En L3L4, FBD2

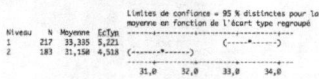

➔ Les hommes (1) et les femmes (2) ont moins de 2 mm d'écart en moyenne.

En L4L5, FBD2

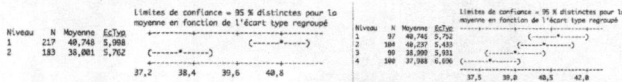

➔ Les hommes (1) et les femmes (2) ont moins de 2,5 mm d'écart en moyenne.
➔ FBD2 diminue régulièrement avec l'âge avec moins d'1 mm d'écart en moyenne.

En L5S1, FBD2

```
                        Limites de confiance = 95 % distinctes pour la
                        moyenne en fonction de l'écart type regroupé
Niveau  N    Moyenne  EcTyp  --------+---------+---------+---------+--
1       217  50,978   6,251                      (-----*------)
2       183  48,272   5,882  (------*------)
                             --------+---------+---------+---------+--
                             48,0    49,2      50,4      51,6

Écart type regroupé = 6,085
```

➔ Les hommes (1) et les femmes (2) ont moins de 2,5 mm d'écart en moyenne.
En conclusion, la mesure FBD2 est corrélée au sexe confirmant que les
vertèbres des hommes sont plus larges que les femmes comme décrit sur TAD.

POUR D3 SUR FB

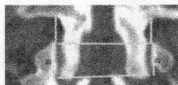

```
                        Limites de confiance = 95 % distinctes pour la
                        moyenne en fonction de l'écart type regroupé
Niveau  N    Moyenne  EcTyp  --------+---------+---------+---------+--
L1L2    400  17,243   2,357  (---*---)
L2L3    400  17,825   2,663          (---*--)
L3L4    400  17,853   3,019          (---*--)
L4L5    400  17,820   2,818          (---*--)
L5S1    400  19,532   2,790                          (---*--)
                             --------+---------+---------+---------+--
                             17,50   18,20     18,90     18,60

Écart type regroupé = 2,736
```

FBD3 évolue de manière irrégulière en fonction du niveau avec au maximum 2
mm d'écart.
En L1L2, FBD3

```
                     Limites de confiance = 95 % distinctes pour la
                     moyenne en fonction de l'écart type regroupé
Niveau  N    Moyenne  EcTyp  ----+-------+-------+-------+--
1       217  17,876   2,435                  (-----*-----)
2       183  16,601   2,063  (-----*-----)
                             ----+-------+-------+-------+--
                             16,50   17,00   17,50   18,00

Écart type regroupé = 2,272
```

```
                     Limites de confiance = 95 % distinctes pour la
                     moyenne en fonction de l'écart type regroupé
Niveau  N    Moyenne  EcTyp  ----+-------+-------+-------+--
1       97   16,672   2,125  (-----*-----)
2       104  16,600   2,379  (-----*-----)
3       99   17,655   2,270              (------*-----)
4       100  18,155   2,322                      (-------*------)
                             ----+-------+-------+-------+--
                             16,20   16,80   17,40   18,00

Écart type regroupé = 2,278
```

➔ Les hommes (1) et les femmes (2) ont 1,5 mm d'écart en moyenne.
➔ FBD3 augmente régulièrement avec l'âge avec moins de 2 mm d'écart en
moyenne.
En L2L3, FBD3

```
                     Limites de confiance = 95 % distinctes pour la
                     moyenne en fonction de l'écart type regroupé
Niveau  N    Moyenne  EcTyp  ----+-------+-------+-------+--
1       217  18,436   2,611                  (----*-----)
2       183  17,090   2,545  (-----*-----)
                             ----+-------+-------+-------+--
                             16,80   17,40   18,00   18,60

Écart type regroupé = 2,581
```

```
                     Limites de confiance = 95 % distinctes pour la
                     moyenne en fonction de l'écart type regroupé
Niveau  N    Moyenne  EcTyp  ----+-------+-------+-------+--
1       97   16,855   2,076  (----*---)
2       104  16,925   2,274  (---*---)
3       99   18,042   2,556          (---*----)
4       100  18,485   2,419                  (----*----)
                             ----+-------+-------+-------+--
                             17,0    18,0    19,0    20,0

Écart type regroupé = 2,448
```

➔ Les hommes (1) et les femmes (2) ont 1,5 mm d'écart en moyenne.
➔ FBD3 augmente régulièrement avec l'âge avec moins de 2 mm d'écart en
moyenne.
En L3L4, FBD3

```
                     Limites de confiance = 95 % distinctes pour la
                     moyenne en fonction de l'écart type regroupé
Niveau  N    Moyenne  EcTyp  ----+-------+-------+-------+--
1       217  18,367   3,091          (-------*------)
2       183  17,242   2,820  (-------*------)
                             ----+-------+-------+-------+--
                             17,00   17,50   18,00   18,50

Écart type regroupé = 2,970
```

```
                     Limites de confiance = 95 % distinctes pour la
                     moyenne en fonction de l'écart type regroupé
Niveau  N    Moyenne  EcTyp  ----+-------+-------+-------+--
1       97   16,588   2,282  (---*---)
2       104  17,007   2,889  (---*---)
3       99   18,282   2,892          (---*---)
4       100  19,517   3,117                  (---*---)
                             ----+-------+-------+-------+--
                             16,8    18,0    19,2    20,4

Écart type regroupé = 2,881
```

➔ Les hommes (1) et les femmes (2) ont 1 mm d'écart en moyenne.
➔ FBD3 augmente régulièrement avec l'âge avec moins de 3 mm d'écart en
moyenne.
En L4L5, FBD3

117

```
                Limites de confiance - 95 % distinctes pour la                              Limites de confiance - 95 % distinctes pour la
                moyenne en fonction de l'écart type regroupé                                 moyenne en fonction de l'écart type regroupé
Niveau  N   Moyenne  EcTyp   ----+---------+---------+---------+---       Niveau  N   Moyenne  EcTyp   ---+---------+---------+---------+---
1      217  18,226   2,650           (------*------)                     1      97   16,686  2,870    (-----*----)
2      183  17,353   2,026   (------*-----)                              2      184  17,198  2,488    (----*----)
                                                                         3      99   18,230  2,615                (---*----)
                             17,00    17,50    18,00    18,50            4      100  19,175  3,285                        (---*----)
Ecart type regroupé = 2,779                                                                       17,0    18,0    19,0    20,0
                                                                        Ecart type regroupé = 2,653
```

➜Les hommes (1) et les femmes (2) ont 1 mm d'écart en moyenne.

➜ FBD3 augmente régulièrement avec l'âge avec moins de 3 mm d'écart en moyenne.

En L5S1, FBD3

```
                Limites de confiance - 95 % distinctes pour la                              Limites de confiance - 95 % distinctes pour la
                moyenne en fonction de l'écart type regroupé                                 moyenne en fonction de l'écart type regroupé
Niveau  N   Moyenne  EcTyp   ----+---------+---------+---------+---       Niveau  N   Moyenne  EcTyp   ---+---------+---------+---------+---
1      217  19,801   2,785                 (-------*-----)               1      97   18,971  2,265    (-----*----)
2      183  19,213   2,770   (---------*---------)                       2      184  19,050  2,980    (----*----)
                                                                         3      99   19,623  2,700                (-----*-----)
                             18,90    19,25    19,60    19,95            4      100  20,487  2,910                        (-----*----)
Ecart type regroupé = 2,778                                                                       18,90   19,60   20,30   21,00
                                                                        Ecart type regroupé = 2,734
```

➜Les hommes (1) et les femmes (2) ont moins 1 mm d'écart en moyenne.

➜ FBD3 augmente régulièrement avec l'âge avec moins de 2 mm d'écart en moyenne.

En conclusion, la mesure FBD3 est corrélée au sexe et à l'âge (création d'ostéophytes) mais dans des amplitudes inférieures à 2 millimètres.

POUR D4 SUR FB

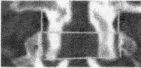

```
                Limites de confiance - 95 % distinctes pour la                              Limites de confiance - 95 % distinctes pour la
                moyenne en fonction de l'écart type regroupé                                 moyenne en fonction de l'écart type regroupé
Niveau  N    Moyenne  EcTyp  ---+---------+---------+---------+---        Niveau  N   Moyenne  EcTyp   ---+---------+---------+---------+---
SA    1000   17,881   2,748                (------*------)               L1L2  400  16,887  2,375   (--*-)
SL    1000   17,468   2,802   (-----*------)                            L2L3  400  17,446  2,676           (---*--)
                                                                         L3L4  400  17,353  2,930           (--*--)
                             17,40    17,60    17,80    18,00            L4L5  400  17,468  2,743                (--*--)
Ecart type regroupé = 2,775                                              L5S1  400  19,246  2,584                        (---*--)
                                                                                                 16,80   17,60   18,40   19,20
                                                                        Ecart type regroupé = 2,660
```

Le différence SA/SL est de 0,40 mm en moyenne ce qui est très en dessous de la précision réelle de cette technique biométrique numérique.

La mesure FBD4 diminue irrégulièrement en fonction du niveau en moyenne de 2,5 mm.

En L1L2, FBD4

```
                Limites de confiance - 95 % distinctes pour la                              Limites de confiance - 95 % distinctes pour la
                moyenne en fonction de l'écart type regroupé                                 moyenne en fonction de l'écart type regroupé
Niveau  N   Moyenne  EcTyp   ---+---------+---------+---------+---        Niveau  N   Moyenne  EcTyp   ---+---------+---------+---------+---
1      217  17,444   2,271                 (------*-----)               1      97   16,494  2,204    (-----*-----)
2      183  16,057   2,170   (---*-----)                                2      184  16,265  2,117    (-----*----)
                                                                         3      99   16,680  2,437                (-----*----)
                             16,20    16,80    17,40    18,00            4      100  17,599  2,359                        (------*-----)
Ecart type regroupé = 2,225                                              Ecart type regroupé = 2,281
```

➜Les hommes (1) et les femmes (2) ont moins d'1,5 mm d'écart en moyenne.

➜ FBD4 augmente irrégulièrement avec l'âge avec moins de 1,5 mm d'écart en moyenne.

En L2L3, FBD4

```
                Limites de confiance - 95 % distinctes pour la                              Limites de confiance - 95 % distinctes pour la
                moyenne en fonction de l'écart type regroupé                                 moyenne en fonction de l'écart type regroupé
Niveau  N   Moyenne  EcTyp   ---+---------+---------+---------+---        Niveau  N   Moyenne  EcTyp   ---+---------+---------+---------+---
1      217  18,332   2,616                 (----*----)                  1      97   16,654  2,956    (----*----)
2      183  16,505   2,399   (----*---)                                 2      184  16,265  2,584    (----*----)
                                                                         3      99   17,917  2,528                (-----*----)
                             16,80    17,50    18,20    18,90            4      100  18,822  2,437                        (-----*---)
Ecart type regroupé = 2,519                                              Ecart type regroupé = 2,519
```

➔Les hommes (1) et les femmes (2) ont moins de 2 mm d'écart en moyenne.
➔ FBD4 augmente irrégulièrement avec l'âge avec moins de 2 mm d'écart en moyenne.

En L3L4, FBD4

```
                      Limites de confiance - 95 % distinctes pour la                         Limites de confiance = 95 % distinctes pour la
                      moyenne en fonction de l'écart type regroupé                            moyenne en fonction de l'écart type regroupé
Niveau  N   Moyenne  EcTyp   -----------+---------+---------+---------+       Niveau  N  Moyenne  EcTyp   ----+---------+---------+---------+----
1      217  17,883   2,844                        (-----*-----)               1     97  16,867  2,298    (----*----)
2      183  16,682   2,904   (------*------)                                   2    104  16,567  2,779    (----*----)
                                                                              3     99  17,708  2,776                      (----*----)
                            16,80    17,40    18,00    18,60                   4    100  18,967  2,073                               (----*----)
Ecart type regroupé = 2,872                                                                                 16,8   17,8   18,8   19,8
                                                                              Ecart type regroupé = 2,721
```

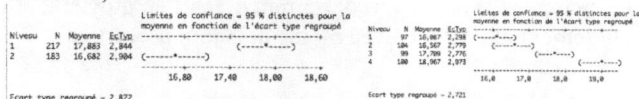

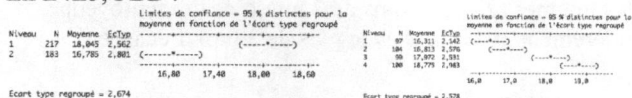

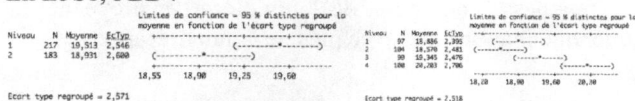

➔Les hommes (1) et les femmes (2) ont moins d'1,5 mm d'écart en moyenne.
➔ FBD4 augmente régulièrement avec l'âge avec moins de 3 mm d'écart en moyenne.

En L4L5, FBD4

```
                      Limites de confiance = 95 % distinctes pour la                         Limites de confiance = 95 % distinctes pour la
                      moyenne en fonction de l'écart type regroupé                            moyenne en fonction de l'écart type regroupé
Niveau  N   Moyenne  EcTyp   -----+---------+---------+---------+--           Niveau  N  Moyenne  EcTyp   ----+---------+---------+---------+----
1      217  18,045   2,562                     (-----*-----)                  1     97  16,311  2,142    (----*----)
2      183  16,785   2,801   (------*------)                                   2    104  16,813  2,576    (----*----)
                                                                              3     99  17,972  2,931                   (----*----)
                            16,80    17,40    18,00    18,60                   4    100  18,775  1,983                            (----*----)
Ecart type regroupé = 2,674                                                                                 16,8   17,8   18,8   19,8
                                                                              Ecart type regroupé = 2,578
```

➔Les hommes (1) et les femmes (2) ont moins d'1,5 mm d'écart en moyenne.
➔ FBD4 augmente régulièrement avec l'âge avec moins de 2,5 mm d'écart en moyenne.

En L5S1, FBD4

```
                      Limites de confiance = 95 % distinctes pour la                         Limites de confiance = 95 % distinctes pour la
                      moyenne en fonction de l'écart type regroupé                            moyenne en fonction de l'écart type regroupé
Niveau  N   Moyenne  EcTyp   ----+---------+---------+---------+----          Niveau  N  Moyenne  EcTyp   ----+---------+---------+---------+----
1      217  19,513   2,546                      (--------*--------)            1     97  18,886  2,395    (-----*-----)
2      183  18,931   2,680   (--------*--------)                               2    104  18,570  2,481    (-----*-----)
                                                                              3     99  18,945  2,476                   (-----*-----)
                            18,55    18,90    19,25    19,60                   4    100  20,203  2,706                            (-----*-----)
Ecart type regroupé = 2,571                                                                                 18,8   18,90  19,60  20,30
                                                                              Ecart type regroupé = 2,518
```

➔Les hommes (1) et les femmes (2) ont moins d'1 mm d'écart en moyenne.
➔ FBD4 augmente irrégulièrement avec l'âge avec moins de 1,5 mm d'écart en moyenne.

En conclusion, la mesure FBD4 est corrélée au sexe et à l'âge (création d'ostéophytes) mais dans des amplitudes inférieures à 2 millimètres.

POUR D5 SUR FB

```
                      Limites de confiance = 95 % distinctes pour la
                      moyenne en fonction de l'écart type regroupé
Niveau  N   Moyenne  EcTyp   --------+---------+---------+---------+--
L1L2   400  10,374   2,001                                   (*-)
L2L3   400  11,744   2,822                                        (-*)
L3L4   400  11,072   3,237                                      (*-)
L4L5   400   7,609   2,925                     (*)
L5S1   400   4,532   2,985   (-*)
                            6,0      8,0      10,0     12,0
Ecart type regroupé = 2,940
```

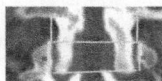

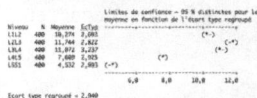

La mesure FBD5 diminue irrégulièrement en fonction du niveau de 7 mm au maximum.
En L1L2, FBD5

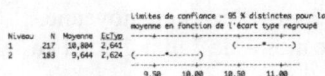

```
                           Limites de confiance = 95 % distinctes pour la                                  Limites de confiance = 95 % distinctes pour la
                           moyenne en fonction de l'écart type regroupé                                    moyenne en fonction de l'écart type regroupé
                           ---------+---------+---------+---------+            Niveau  N   Moyenne  EcTyp   --------+---------+---------+---------+
Niveau  N   Moyenne  EcTyp                                                     1       97  11,455   2,359              ( ---- * ---- )
1       217  10,804  2,641          (-----*----)                               2       104  10,917   2,677                   (----*----)
2       183   9,644  2,624                           (-----*-----)             3       99   10,035   2,578          (---*---)
                           ---------+---------+---------+---------+            4       100   8,694   2,535   (----*----)
                             9,50    10,00    10,50    11,00                                                --------+---------+---------+---------+
Écart type regroupé = 2,633                                                                                  9,0     10,0    11,0    12,0
                                                                               Écart type regroupé = 2,493
```

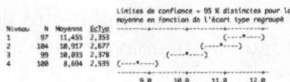

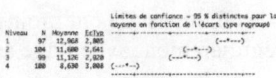

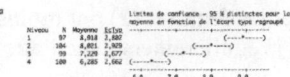

→Les hommes (1) et les femmes (2) ont moins d'1,5 mm d'écart en moyenne.
→ FBD5 diminue régulièrement avec l'âge avec moins de 3 mm d'écart en moyenne.

En L2L3, FBD5

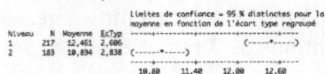

```
                           Limites de confiance = 95 % distinctes pour la                                  Limites de confiance = 95 % distinctes pour la
                           moyenne en fonction de l'écart type regroupé                                    moyenne en fonction de l'écart type regroupé
                           ---------+---------+---------+---------+            Niveau  N   Moyenne  EcTyp   --------+---------+---------+---------+
Niveau  N   Moyenne  EcTyp                                                     1       97  12,901   2,238                        (--*--)
1       217  12,461  2,686          (-----*-----)                              2       104  12,820   2,885                   (--*--)
2       183  10,894  2,838                          (-----*-----)              3       99   11,613   2,686          (---*---)
                           ---------+---------+---------+---------+            4       100   9,585   2,935   (---*---)
                             10,80   11,40    12,00    12,60                                                --------+---------+---------+---------+
Écart type regroupé = 2,715                                                                                  9,6     10,8    12,0    13,2
                                                                               Écart type regroupé = 2,486
```

→Les hommes (1) et les femmes (2) ont moins de 2 mm d'écart en moyenne.
→ FBD5 diminue régulièrement avec l'âge avec plus de 3 mm d'écart en moyenne.

En L3L4, FBD5

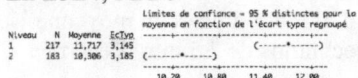

```
                           Limites de confiance = 95 % distinctes pour la                                  Limites de confiance = 95 % distinctes pour la
                           moyenne en fonction de l'écart type regroupé                                    moyenne en fonction de l'écart type regroupé
                           ---------+---------+---------+---------+            Niveau  N   Moyenne  EcTyp   --------+---------+---------+---------+
Niveau  N   Moyenne  EcTyp                                                     1       97  12,968   2,805                        (--*---)
1       217  11,717  3,145          (------*------)                            2       104  11,600   2,641                  (---*---)
2       183  10,306  3,185                          (------*------)            3       99   11,126   2,620          (---*---)
                           ---------+---------+---------+---------+            4       100   8,630   3,008   (---*---)
                             10,20   10,80    11,40    12,00                                                --------+---------+---------+---------+
Écart type regroupé = 3,163                                                                                  9,0     10,5    12,0    13,5
                                                                               Écart type regroupé = 2,845
```

→Les hommes (1) et les femmes (2) ont moins de 2 mm d'écart en moyenne.
→ FBD5 diminue régulièrement avec l'âge avec plus de 4 mm d'écart en moyenne.

En L4L5, FBD5

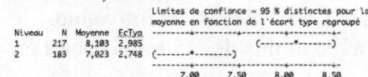

```
                           Limites de confiance = 95 % distinctes pour la                                  Limites de confiance = 95 % distinctes pour la
                           moyenne en fonction de l'écart type regroupé                                    moyenne en fonction de l'écart type regroupé
                           ---------+---------+---------+---------+            Niveau  N   Moyenne  EcTyp   --------+---------+---------+---------+
Niveau  N   Moyenne  EcTyp                                                     1       97   8,918   3,607                        (----*----)
1       217   8,103  2,985          (-------*-------)                          2       104   8,021   2,929                   (----*----)
2       183   7,023  2,748   (-------*-------)                                 3       99    7,229   2,677          (---*---)
                           ---------+---------+---------+---------+            4       100   6,205   2,602   (----*--)
                             7,00    7,50     8,00     8,50                                                 --------+---------+---------+---------+
Écart type regroupé = 2,879                                                                                  6,0     7,0     8,0     9,0
                                                                               Écart type regroupé = 2,771
```

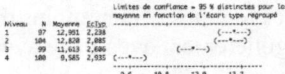

→Les hommes (1) et les femmes (2) ont moins de 1,5 mm d'écart en moyenne.
→ FBD5 diminue régulièrement avec l'âge avec moins de 3 mm d'écart en moyenne.

En L5S1, FBD5

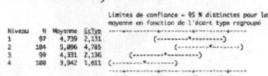

```
                           Limites de confiance = 95 % distinctes pour la
                           moyenne en fonction de l'écart type regroupé
                           --------+---------+---------+---------+
Niveau  N   Moyenne  EcTyp
1       97   4,739   2,131          (---------*---------)
2       104  5,096   4,765                (--------*--------)
3       99   4,331   2,136   (---------*---------)
4       100  3,942   1,611   (---------*-------)
                           --------+---------+---------+---------+
                             3,60    4,20     4,80     5,40
Écart type regroupé = 2,972
```

→ FBD5 diminue irrégulièrement avec l'âge avec moins de 1,5 mm d'écart en moyenne.

En conclusion, la mesure FBD5 est surtout corrélée à l'âge car la hauteur discale antérieure diminue avec l'âge donc les vertèbres se rapprochent et l'écart intervertébral postérieur diminue également.

POUR D6 SUR FB

Limites de confiance = 95 % distinctes pour le
moyenne en fonction de l'écart type regroupé
Niveau N Moyenne EcTyp
L1L2 460 9,360 2,514   (-*)
L2L3 460 58,716 2,782   (-*)
L3L4 460 10,111 3,055   (-*)
L4L5 460 6,689 2,980   (-*)
L5S1 460 3,739 2,508 (-*)
                         4,0   6,0   8,0   10,0
Écart type regroupé = 2,730

La mesure FBD6 diminue irrégulièrement en fonction du niveau avec 7 mm au maximum.

En L1L2, FBD6

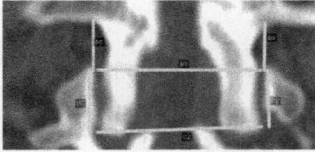

Limites de confiance = 95 % distinctes pour la
moyenne en fonction de l'écart type regroupé
Niveau N Moyenne EcTyp
1 217 9,799 2,522   (-----*-----)
2 183 8,839 2,418 (------*------)
                     8,50   9,00   9,50   10,00
Écart type regroupé = 2,471

Limites de confiance = 95 % distinctes pour la
moyenne en fonction de l'écart type regroupé
Niveau N Moyenne EcTyp
1 97 10,196 2,280   (----*----)
2 104 9,968 2,422   (----*----)
3 90 9,417 2,396   (---*---)
4 100 7,868 2,389 (----*---)
                     8,0   9,0   10,0   11,0
Écart type regroupé = 2,334

→Les hommes (1) et les femmes (2) ont moins de 1 mm d'écart en moyenne.
→ FBD6 diminue régulièrement avec l'âge avec moins de 2,5 mm d'écart en moyenne.

En L2L3, FBD6

Limites de confiance = 95 % distinctes pour la
moyenne en fonction de l'écart type regroupé
Niveau N Moyenne EcTyp
1 217 11,213 2,641   (---*------)
2 183 10,127 2,837 (------*------)
                     10,00   10,50   11,00   11,50
Écart type regroupé = 2,732

Limites de confiance = 95 % distinctes pour la
moyenne en fonction de l'écart type regroupé
Niveau N Moyenne EcTyp
1 97 11,798 2,855   (---*---)
2 104 11,706 2,460   (---*---)
3 99 12,448 2,065   (---*---)
4 100 8,819 2,336 (--*---)
                     9,0   10,0   11,0   12,0
Écart type regroupé = 2,507

→Les hommes (1) et les femmes (2) ont 1 mm d'écart en moyenne.
→ FBD6 diminue régulièrement avec l'âge avec moins de 3 mm d'écart en moyenne.

En L3L4, FBD6

Limites de confiance = 95 % distinctes pour la
moyenne en fonction de l'écart type regroupé
Niveau N Moyenne EcTyp
1 217 10,798 2,977   (------*------)
2 183 9,295 2,951 (-----*------)
                     9,00   9,60   10,20   10,80
Écart type regroupé = 2,965

Limites de confiance = 95 % distinctes pour la
moyenne en fonction de l'écart type regroupé
Niveau N Moyenne EcTyp
1 97 11,587 2,732   (---*---)
2 104 10,076 2,668   (---*---)
3 99 9,898 2,680 (---*---)
4 100 9,044 2,844 (--*---)
                     8,4   9,6   10,8   12,0
Écart type regroupé = 2,761

→Les hommes (1) et les femmes (2) ont moins de 1 mm d'écart en moyenne.
→ FBD6 diminue régulièrement avec l'âge avec moins de 3,5 mm d'écart en moyenne.

En L4L5, FBD6

Limites de confiance = 95 % distinctes pour la
moyenne en fonction de l'écart type regroupé
Niveau N Moyenne EcTyp
1 217 7,211 2,839   (-----*------)
2 183 6,068 2,629 (-------*------)
                     6,00   6,50   7,00   7,50
Écart type regroupé = 2,745

Limites de confiance = 95 % distinctes pour la
moyenne en fonction de l'écart type regroupé
Niveau N Moyenne EcTyp
1 97 7,920 2,718   (----*----)
2 104 7,252 2,503   (----*----)
3 99 6,811 2,613 (---*---)
4 100 5,578 2,765 (---*---)
                     6,0   7,0   8,0   9,0
Écart type regroupé = 2,650

→Les hommes (1) et les femmes (2) ont moins de 1,5 mm d'écart en moyenne.

Résultats

➔ FBD6 diminue régulièrement avec l'âge avec moins de 2,5 mm d'écart en moyenne.

En L5S1 : RAS

En conclusion, la mesure FBD6 est surtout corrélée à l'âge car la hauteur discale antérieure diminue avec l'âge donc les vertèbres se rapprochent et l'écart intervertébral postérieur diminue également.

f) POUR LES ANGLES ET CERCLES SUR FB

> ### Résultats bruts concernant les Angles et rayon de cercle sur FB

Nom Mesure	Niveau	p=	Influence du sexe du patient (H ou F)	Influence du groupe d'age du patient (<45 <60 <75 >75)	% prédictif Sexe	% prédictif du groupe d'age
FBA1	/ SASL	0,048				
FBA1	/ NIVEAU	<0,001				
FBA1	L1L2		0,879	0,099	50,2	26,5
FBA1	L2L3		0,094	0,078	54,2	27
FBA1	L3L4		0,008	0,371	56,8	26,5
FBA1	L4L5		0,006	0,021	54,7	31,5
FBA1	L5S1		0,048	0,466	52	27,3
FBA2	/ SASL	0,322				
FBA2	/ NIVEAU	<0,001				
FBA2	L1L2		0,224	0,481	54,7	25,8
FBA2	L2L3		0,043	0,607	51	27,5
FBA2	L3L4		0,685	0,183	55	25,5
FBA2	L4L5		0,245	0,086	50,2	27
FBA2	L5S1		0,285	0,04	51,2	29
FBA3	/ SASL	0,163				
FBA3	/ NIVEAU	<0,001				
FBA3	L1L2		0,545	0,08	52,2	25,5
FBA3	L2L3		0,052	0,353	52,5	27
FBA3	L3L4		0,102	0,192	56	27
FBA3	L4L5		0,058	0,136	51,5	28,2
FBA3	L5S1		0,165	0,198	51,5	26,8
FBC1	/ SASL	0,17				
FBC1	/ NIVEAU	<0,001				
FBC1	L1L2		<0,001	0,286	58,8	27,5
FBC1	L2L3		<0,001	0,456	62,5	28
FBC1	L3L4		<0,001	0,561	62,5	25,8
FBC1	L4L5		<0,001	0,296	61	27
FBC1	L5S1		<0,001	0,891	61,5	26,3

Figure 65 : Corrélations entre les mesures calculées et les groupes de sujets (sexe, âge, niveau et Lombalgique ou non) avec les mesures d'angles et de cercle faites sur FB

On peut conclure que les angles de A1 à A3 sur le plan FB sont toujours corrélés avec le niveau, rarement avec le sexe, exceptionnellement avec l'âge. Enfin, ces mesures d'angles ne sont pas prédictives du sexe. Statistiquement, on retrouve une différence significative entre les groupe SA ou SL mais elle est inférieure à 1° ce qui est de l'ordre d'une erreur de mesure d'angle et n'a donc pour nous aucune significativité.

De même, on peut conclure que le rayons de cercle C1, sur le plan SD, est toujours corrélé avec le niveau et au sexe et pas avec l'âge ou groupe SA ou SL. Le pouvoir prédictif du sexe est également supérieur à 60 %. Ceci est redondant par rapport aux résultats obtenus sur TAD car les vertèbres des hommes sont plus larges que les mesures faites pour les femmes.

> **Représentations graphiques concernant les Angles sur FB**
> *(ne sont représentés que les résultats significatifs.)*

POUR A1 SUR FB

```
                                  Limites de confiance = 95 % distinctes pour la
                                  moyenne en fonction de l'écart type regroupé
Niveau   N    Moyenne  EcTyp      ---------+---------+---------+---------+
SA      1000  89,999   7,987                    (---------*---------)
SL      1000  89,275   8,378      (---------*---------)
                                  ---------+---------+---------+---------+
                                       89,00   89,50   90,00   90,50

Ecart type regroupé = 8,185
```

```
                                          Limites de confiance = 95 % distinctes pour la
                                          moyenne en fonction de l'écart type regroupé
Niveau  N    Moyenne  EcTyp    ------+---------+---------+---------+
L1L2    400  88,057   4,530             (-*-)
L2L3    400  86,981   4,736          (-*-)
L3L4    400  86,468   6,225    (-*-)
L4L5    400  88,268   8,586          (-*-)
L5S1    400  98,411   9,855                                   (-*-)
                               ------+---------+---------+---------+
                                  87,5    91,0    94,5    98,0

Ecart type regroupé = 6,891
```

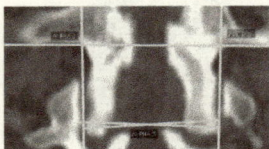

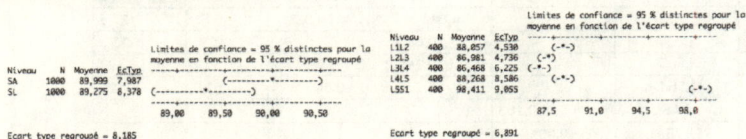

FBA1 augmente de manière irrégulière en fonction du niveau avec 10° d'écart au maximum.
La différence SA SL est inférieure à 1° ce qui n'est pas cliniquement significatif.

En L1L2 : RAS
En L2L3 : RAS
En L3L4, FBA1

```
                           Limites de confiance = 95 % distinctes pour la
                           moyenne en fonction de l'écart type regroupé
Niveau  N    Moyenne  EcTyp   -+---------+---------+---------+-----
1       217  85,715   6,470   (-------*-------)
2       183  87,360   5,814                   (---------*---------)
                              -+---------+---------+---------+-----
                               85,0    86,0    87,0    88,0

Ecart type regroupé = 6,179
```

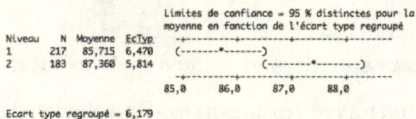

➔ Les hommes (1) et les femmes (2) ont environ 2° d'écart en moyenne.

En L4L5, FBA1

```
                                  Limites de confiance = 95 % distinctes pour la
                                  moyenne en fonction de l'écart type regroupé
Niveau  N    Moyenne  EcTyp      ------+---------+---------+------
1       217  87,184   9,136      (---------*---------)
2       183  89,555   7,714                  (---------*---------)
                                 ------+---------+---------+------
                                    86,4    87,6    88,8    90,0

Ecart type regroupé = 8,515
```

```
                                     Limites de confiance = 95 % distinctes pour la
                                     moyenne en fonction de l'écart type regroupé
Niveau  N    Moyenne  EcTyp    ------+---------+---------+---------+
1       97   90,206   8,060                 (--------*--------)
2       104  88,662   8,552          (-------*-------)
3       99   87,711   7,748      (-------*-------)
4       100  86,532   9,561    (-------*-------)
                               ------+---------+---------+---------+
                                  86,0    88,0    90,0    92,0

Ecart type regroupé = 8,514
```

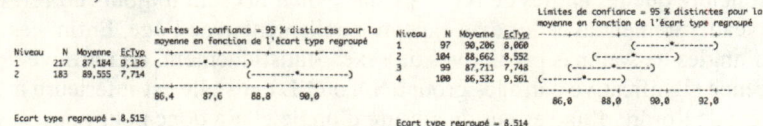

➔ Les hommes (1) et les femmes (2) ont environ de 2° d'écart ceci moyenne.

Résultats

➜La mesure FBA1 diminue régulièrement avec l'âge avec 5° d'écart environ, en moyenne.

En L5S1, FBA1

```
                        Limites de confiance = 95 % distinctes pour la
                        moyenne en fonction de l'écart type regroupé
Niveau   N    Moyenne  EcTyp  ----+---------+---------+---------+--
1       217   97,59    9,08   (---------*---------)
2       183   99,39    8,95                    (---------*---------)
                              ----+---------+---------+---------+--
                              97,2    98,4    99,6    100,8

Ecart type regroupé = 9,02
```

➜Les hommes (1) et les femmes (2) ont environ de 2° d'écart en moyenne.

En conclusion, FBA1 est peu discriminant du sexe de l'âge ou même du niveau.

<u>POUR A2 SUR FB</u>

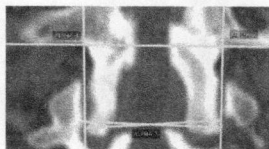

```
                     Limites de confiance = 95 % distinctes pour la
                     moyenne en fonction de l'écart type regroupé
Niveau  N   Moyenne  EcTyp  ---------+---------+---------+---------+--
L1L2   480  85,870   4,708   (-*-)
L2L3   480  85,350   4,889   (-*-)
L3L4   480  84,973   6,542   (-*-)
L4L5   480  87,479   8,209        (-*-)
L5S1   480  96,384   9,223                              (-*-)
                            ---------+---------+---------+---------+--
                            88.0    92.0    96.0    100.0

Ecart type regroupé = 6,976
```

FBA2 augmente de manière irrégulière en fonction du niveau avec 13° d'écart au maximum.

En L1L2 : RAS
En L2L3, FBA2

```
                        Limites de confiance = 95 % distinctes pour la
                        moyenne en fonction de l'écart type regroupé
Niveau   N    Moyenne  EcTyp  --+---------+---------+---------+---
1       217   84,895   4,905  (---------*---------)
2       183   85,890   4,827               (---------*----------)
                              --+---------+---------+---------+---
                              84,60    85,20    85,80    86,40

Ecart type regroupé = 4,870
```

➜Les hommes (1) et les femmes (2) ont environ de 1° d'écart en moyenne.

En L3L4 : RAS
En L4L5, FBA2

```
                        Limites de confiance = 95 % distinctes pour la
                        moyenne en fonction de l'écart type regroupé
Niveau   N    Moyenne  EcTyp  --+---------+---------+---------+-----
1       97    88,702   7,778         (---------*---------)
2       104   88,013   8,088            (---------*---------)
3       99    87,403   7,574      (---------*---------)
4       100   85,813   9,462  (---------*---------)
                              --+---------+---------+---------+-----
                              84,8    86,4    88,0    89,6

Ecart type regroupé = 8,262
```

125

➔La mesure FBA2 diminue régulièrement avec l'âge avec 3° d'écart environ, en moyenne.

En L5S1, FBA2

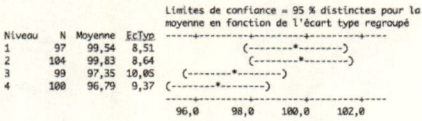

```
                              Limites de confiance = 95 % distinctes pour la
                              moyenne en fonction de l'écart type regroupé
Niveau   N   Moyenne  EcTyp   ----+---------+---------+---------+----
1       97    99,54   8,51                   (--------*--------)
2      104    99,83   8,64                   (--------*--------)
3       99    97,35  10,05         (--------*--------)
4      100    96,79   9,37    (--------*--------)
                              ----+---------+---------+---------+----
                              96,0    98,0   100,0    102,0

Ecart type regroupé = 9,16
```

➔La mesure FBA2 diminue régulièrement avec l'âge avec 3° d'écart environ, en moyenne.

En conclusion, FBA2 est peu discriminant du sexe de l'âge ou même du niveau.

POUR A3 SUR FB

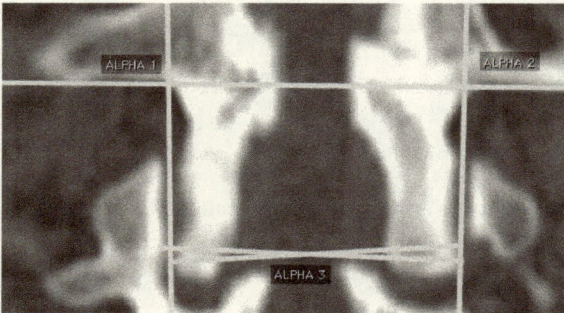

En L1L2, En L2L3, En L3L4, En L4L5, En L5S1 : RAS

En conclusion, FBA3 n'est pas discriminant du sexe de l'âge ou même du niveau.

Résultats

> ### *Représentations graphiques concernant le rayon de cercle*
> ### *C1 sur FB (ne sont représentés que les résultats significatifs.)*

POUR C1 SUR FB

En L1L2, FBC1

```
                        Limites de confiance = 95 % distinctes pour la
                        moyenne en fonction de l'écart type regroupé
Niveau   N  Moyenne  EcTyp  --------+---------+---------+---------+
1       217  14,095  1,426                      (----*-----)
2       183  13,420  1,263  (----*------)
                            --------+---------+---------+---------+
                            13,50    13,80     14,10     14,40

Ecart type regroupé = 1,354
```

➔ Les hommes (1) et les femmes (2) ont moins de 1 mm d'écart en moyenne.

En L2L3, FBC1

```
                        Limites de confiance = 95 % distinctes pour la
                        moyenne en fonction de l'écart type regroupé
Niveau   N  Moyenne  EcTyp  -----------+---------+---------+-------
1       217  15,280  1,691                     (----*-----)
2       183  14,886  1,424  (------*------)
                            -----------+---------+---------+-------
                            14,35      14,70     15,05     15,40

Ecart type regroupé = 1,574
```

➔ Les hommes (1) et les femmes (2) ont moins de 1 mm d'écart en moyenne.

En L3L4, FBC1

```
                        Limites de confiance = 95 % distinctes pour la
                        moyenne en fonction de l'écart type regroupé
Niveau   N  Moyenne  EcTyp  -----------+---------+---------+-------
1       217  17,584  2,375                    (----*-----)
2       183  16,196  1,930  (-----*-----)
                            -----------+---------+---------+-------
                            16,00      16,50     17,00     17,50

Ecart type regroupé = 2,182
```

➔ Les hommes (1) et les femmes (2) ont moins de 1,5 mm d'écart en moyenne.

En L4L5, FBC1

```
                        Limites de confiance = 95 % distinctes pour la
                        moyenne en fonction de l'écart type regroupé
Niveau   N  Moyenne  EcTyp  -------+---------+---------+---------+
1       217  21,069  2,663                   (----*----)
2       183  19,395  2,599  (----*-----)
                            -------+---------+---------+---------+
                            19,60   20,30     21,00     21,70

Ecart type regroupé = 2,634
```

➔ Les hommes (1) et les femmes (2) ont moins de 2 mm d'écart en moyenne.

En L5S1, FBC1

```
                        Limites de confiance = 95 % distinctes pour la
                        moyenne en fonction de l'écart type regroupé
Niveau   N  Moyenne  EcTyp  ---------+---------+---------+--------
1       217  24,922  2,573                    (----*----)
2       183  23,401  2,385  (------*-----)
                            ---------+---------+---------+--------
                            23,40     24,00     24,60     25,20

Ecart type regroupé = 2,493
```

➔ Les hommes (1) et les femmes (2) ont 1,5 mm d'écart en moyenne.

En conclusion, FBC1 n'est discriminant que pour le sexe car les vertèbres sont plus larges chez les hommes que chez les femmes comme le confirmaient les mesures faites sur TAD.

3. <u>ANALYSE DISCRIMINANTE</u>

La détermination du sexe du sujet par la valeur mesurée a été évaluée pour chaque niveau intervertébral. Nous avons ainsi calculé le coefficient de discriminance et le seuil permettant de séparer homme et femme.

Type de coupe	Unité	Type de mesure	Constante	Coefficient	Seuil discriminant L1L2	Valeur prédictive de sexe (%)
<u>**TA**</u>	<u>**Distance (mm)**</u>	<u>**D1**</u>	<u>**-5,505**</u>	<u>**0,295**</u>	<u>**Femme<18,7< Homme**</u>	<u>**65**</u>
TA	Distance (mm)	D2	-2,802	0,094	Femme<29,8< Homme	56,8
TA	Distance (mm)	D3	-7,136	0,164	Femme<43,5< Homme	60,8
TA	Distance (mm)	D4	0,841	-0,058	Femme<14,5< Homme	53,7
TA	Distance (mm)	D5	-5,912	0,222	Femme<26,6< Homme	62,3
TA	Angle (°)	A1	1,1339	-0,0466	Femme<24,4< Homme	56,5
TA	Angle (°)	A2	0,8061	-0,0313	Femme<25,8< Homme	55,5
TA	Angle (°)	A3	1,2424	-0,0249	Femme<49,9< Homme	56
TA	Rayon (mm)	C1	-1,0974	0,1074	Femme<10,2< Homme	58,6
TA	Rayon (mm)	C2	-0,19941	0,01614	Femme<12,4< Homme	53,2
TA	Rayon (mm)	C3	-2,481	0,16	Femme<15,5< Homme	57,3
SD	Distance (mm)	D1	-2,406	0,142	Femme<16,9< Homme	54,5
SD	Distance (mm)	D2	-4,043	0,209	Femme<19,3< Homme	59
SD	Distance (mm)	D3	-1,6139	0,3365	Femme<4,8< Homme	60,3
<u>**SD**</u>	<u>**Distance (mm)**</u>	<u>**D4**</u>	<u>**-3,889**</u>	<u>**0,525**</u>	<u>**Femme<7,4< Homme**</u>	<u>**65,5**</u>
SD	Distance (mm)	D5	-0,996	0,085	Femme<11,7< Homme	57,3
SD	Distance (mm)	D6	-0,367	0,034	Femme<10,8< Homme	52,2
<u>**SD**</u>	<u>**Distance (mm)**</u>	<u>**D7**</u>	<u>**-7,633**</u>	<u>**0,329**</u>	<u>**Femme<23,2< Homme**</u>	<u>**70**</u>
<u>**SD**</u>	<u>**Distance (mm)**</u>	<u>**D8**</u>	<u>**-6,254**</u>	<u>**0,273**</u>	<u>**Femme<29,2< Homme**</u>	<u>**66,7**</u>
SD	Angle (°)	A1	-0,819	0,011	Femme<74,5< Homme	51,7
SD	Angle (°)	A2	-3,421	0,041	Femme<83,4< Homme	54,2
SD	Angle (°)	A3	-0,464	0,068	Femme<6,8< Homme	58,5
SD	Rayon (mm)	C1	1,386	-0,272	Femme<5,1< Homme	52,5
FB	Distance (mm)	D1	-5,428	0,192	Femme<28,3< Homme	59,8
FB	Distance (mm)	D2	-4,318	0,163	Femme<26,5< Homme	59,3
FB	Distance (mm)	D3	-4,256	0,247	Femme<17,2< Homme	61
FB	Distance (mm)	D4	-4,709	0,281	Femme<16,8< Homme	62
FB	Distance (mm)	D5	-1,7099	0,1673	Femme<10,2< Homme	58,5
FB	Distance (mm)	D6	-1,4643	0,1571	Femme<9,3< Homme	55
FB	Angle (°)	A1	-0,3	0	Femme<NA< Homme	50,2
FB	Angle (°)	A2	-2,21	0,03	Femme<73,7< Homme	54,7
FB	Angle (°)	A3	0,07275	-0,01004	Femme<7,2< Homme	52,2
FB	Rayon (mm)	C1	-5,065	0,368	Femme<13,8< Homme	58,8

Figure 66 : Fonction discriminante et le seuil discriminant au niveau L1L2

Type de coupe	Unité	Type de mesure	Constante	Coefficient	Seuil discriminant L2L3	Valeur prédictive de sexe (%)
TA	Distance (mm)	D1	-3,683	0,199	Femme<18,5< Homme	62,5
TA	Distance (mm)	D2	-2,368	0,072	Femme<32,9< Homme	56,3
TA	Distance (mm)	D3	-7,073	0,155	Femme<45,6< Homme	62,7
TA	Distance (mm)	D4	2,204	-0,166	Femme<13,3< Homme	59
TA	Distance (mm)	D5	-3,495	0,134	Femme<26,1< Homme	56,3
TA	Angle (°)	A1	0,8436	-0,0283	Femme<29,8< Homme	58,8
TA	Angle (°)	A2	0,679	-0,0232	Femme<29,3< Homme	53,7
TA	Angle (°)	A3	0,9245	-0,0157	Femme<58,9< Homme	57
TA	Rayon (mm)	C1	-0,16294	0,01343	Femme<12,1< Homme	52,5
TA	Rayon (mm)	C2	-0,0737	0,0059	Femme<12,5< Homme	53
TA	Rayon (mm)	C3	-1,951	0,113	Femme<17,3< Homme	56,8
SD	Distance (mm)	D1	-0,702	0,041	Femme<17,1< Homme	50,7
SD	Distance (mm)	D2	-3,555	0,171	Femme<20,8< Homme	57,8
SD	Distance (mm)	D3	-1,6197	0,3062	Femme<5,3< Homme	61
SD	Distance (mm)	D4	-2,785	0,344	Femme<8,1< Homme	61,3
SD	Distance (mm)	D5	-0,972	0,079	Femme<12,3< Homme	52
SD	Distance (mm)	D6	0,518	-0,047	Femme<11,0< Homme	53
SD	Distance (mm)	D7	-5,875	0,251	Femme<23,4< Homme	65,5
SD	**Distance (mm)**	**D8**	**-5,253**	**0,228**	**Femme<23,0< Homme**	**66**
SD	Angle (°)	A1	-0,001	0	Femme<NA< Homme	52,2
SD	Angle (°)	A2	-0,721	0,009	Femme<80,1< Homme	51,5
SD	Angle (°)	A3	-0,192	0,0271	Femme<7,1< Homme	53
SD	Rayon (mm)	C1	2,132	-0,419	Femme<5,1< Homme	53,5
FB	Distance (mm)	D1	-5,735	0,187	Femme<30,7< Homme	62,5
FB	Distance (mm)	D2	-2,932	0,104	Femme<28,2< Homme	58,3
FB	Distance (mm)	D3	-3,566	0,2	Femme<17,8< Homme	61
FB	**Distance (mm)**	**D4**	**-5,014**	**0,288**	**Femme<17,4< Homme**	**66,7**
FB	Distance (mm)	D5	-2,484	0,213	Femme<11,7< Homme	61
FB	Distance (mm)	D6	-1,5517	0,1454	Femme<10,7< Homme	55,8
FB	Angle (°)	A1	3,1	-0,04	Femme<77,5< Homme	54,2
FB	Angle (°)	A2	3,58	-0,04	Femme<89,5< Homme	51
FB	Angle (°)	A3	-0,24978	0,02991	Femme<8,4< Homme	52,5
FB	Rayon (mm)	C1	-5,354	0,361	Femme<14,8< Homme	62,5

Figure 67 : Fonction discriminante et le seuil discriminant pour prédire le sexe en utilisant une seule mesure au niveau L2L3

Type de coupe	Unité	Type de mesure	Constante	Coefficient	Seuil discriminant L3L4	Valeur prédictive de sexe (%)
TA	Distance (mm)	D1	-4,173	0,215	Femme<19,4< Homme	63,5
TA	Distance (mm)	D2	-3,022	0,08	Femme<37,8< Homme	61,3
TA	Distance (mm)	D3	-8,009	0,162	Femme<49,4< Homme	63,7
TA	Distance (mm)	D4	2,296	-0,188	Femme<12,2< Homme	58,3
TA	Distance (mm)	D5	-2,67	0,109	Femme<24,5< Homme	54,2
TA	Angle (°)	A1	0,6533	-0,0177	Femme<36,9< Homme	51,5
TA	Angle (°)	A2	0,2114	-0,0058	Femme<36,4< Homme	50,5
TA	Angle (°)	A3	0,5208	-0,0071	Femme<73,4< Homme	52
TA	Rayon (mm)	C1	-0,701	0,0623	Femme<11,3< Homme	54,5
TA	Rayon (mm)	C2	-0,15247	0,01247	Femme<12,2< Homme	51,7
TA	Rayon (mm)	C3	-1,533	0,073	Femme<21,0< Homme	57
SD	Distance (mm)	D1	-0,526	0,03	Femme<17,5< Homme	48,5
SD	Distance (mm)	D2	-1,78	0,087	Femme<20,5< Homme	50,7
SD	Distance (mm)	D3	-1,6165	0,3105	Femme<5,2< Homme	61
SD	Distance (mm)	D4	-2,373	0,282	Femme<8,4< Homme	60,8
SD	Distance (mm)	D5	0,03	-0,003	Femme<10,0< Homme	50,7
SD	Distance (mm)	D6	0,516	-0,051	Femme<10,1< Homme	53,2
SD	**Distance (mm)**	**D7**	**-6,953**	**0,293**	**Femme<23,7< Homme**	**68,3**
SD	**Distance (mm)**	**D8**	**-6,236**	**0,265**	**Femme<23,5< Homme**	**67,7**
SD	Angle (°)	A1	0,128	-0,001	Femme<128< Homme	51,2
SD	Angle (°)	A2	1,081	-0,013	Femme<83,2< Homme	50,5
SD	Angle (°)	A3	0,3984	-0,0503	Femme<7,9< Homme	54
SD	Rayon (mm)	C1	1,359	-0,287	Femme<4,7< Homme	54,5
FB	Distance (mm)	D1	-5,738	0,164	Femme<35,0< Homme	61,5
FB	Distance (mm)	D2	-2,92	0,091	Femme<32,1< Homme	58,8
FB	Distance (mm)	D3	-2,271	0,127	Femme<17,9< Homme	53,7
FB	Distance (mm)	D4	-2,516	0,146	Femme<17,2< Homme	59,3
FB	Distance (mm)	D5	-1,5531	0,1411	Femme<11,0< Homme	57,8
FB	Distance (mm)	D6	-1,717	0,1709	Femme<10,0< Homme	60,3
FB	Angle (°)	A1	3,728	-0,043	Femme<86,7< Homme	56,8
FB	Angle (°)	A2	0,583	-0,007	Femme<83,3< Homme	55
FB	Angle (°)	A3	-0,17902	0,01788	Femme<10,0< Homme	56
FB	Rayon (mm)	C1	-4,924	0,292	Femme<16,9< Homme	62,5

Figure 68 : Fonction discriminante et le seuil discriminant pour prédire le sexe en utilisant une seule mesure au niveau L3L4

131

Type de coupe	Unité	Type de mesure	Constante	Coefficient	Seuil discriminant L4L5	Valeur prédictive de sexe (%)
TA	Distance (mm)	D1	-3,346	0,151	Femme<22,2< Homme	59,8
TA	Distance (mm)	D2	-3,372	0,072	Femme<46,8< Homme	57,3
TA	**Distance (mm)**	**D3**	**-9,956**	**0,175**	**Femme<56,9< Homme**	**67,2**
TA	Distance (mm)	D4	0,134	-0,012	Femme<11,2< Homme	54,7
TA	Distance (mm)	D5	-2,678	0,123	Femme<21,8< Homme	55
TA	Angle (°)	A1	0,1809	-0,0038	Femme<47,6< Homme	51,7
TA	Angle (°)	A2	0,954	-0,019	Femme<50,2< Homme	55,5
TA	Angle (°)	A3	0,648	-0,007	Femme<92,6< Homme	56
TA	Rayon (mm)	C1	0,05267	-0,0037	Femme<14,2< Homme	51
TA	Rayon (mm)	C2	0,00874	-0,00055	Femme<15,9< Homme	53
TA	Rayon (mm)	C3	-0,4288	0,0139	Femme<30,8< Homme	52,7
SD	Distance (mm)	D1	-0,771	0,043	Femme<17,9< Homme	54
SD	Distance (mm)	D2	-1,696	0,09	Femme<18,8< Homme	52,7
SD	Distance (mm)	D3	-0,7842	0,1626	Femme<4,8< Homme	54,7
SD	Distance (mm)	D4	-1,5316	0,1805	Femme<8,5< Homme	57,3
SD	Distance (mm)	D5	-0,433	0,037	Femme<11,7< Homme	51,7
SD	Distance (mm)	D6	-0,0856	0,009	Femme<9,5< Homme	50,2
SD	**Distance (mm)**	**D7**	**-5,993**	**0,265**	**Femme<22,6< Homme**	**66,2**
SD	**Distance (mm)**	**D8**	**-5,199**	**0,229**	**Femme<22,7< Homme**	**65,7**
SD	Angle (°)	A1	0,077	-0,001	Femme<77,0< Homme	47
SD	Angle (°)	A2	-0,647	0,008	Femme<80,9< Homme	54
SD	Angle (°)	A3	-0,3015	0,0322	Femme<9,4< Homme	51,7
SD	Rayon (mm)	C1	0,134	-0,031	Femme<4,3< Homme	49,8
FB	Distance (mm)	D1	-5,653	0,138	Femme<41,0< Homme	61,8
FB	Distance (mm)	D2	-3,117	0,079	Femme<39,5< Homme	57,3
FB	Distance (mm)	D3	-2,009	0,113	Femme<17,8< Homme	56,5
FB	Distance (mm)	D4	-3,07	0,176	Femme<17,4< Homme	62
FB	Distance (mm)	D5	-0,9857	0,1303	Femme<7,6< Homme	58
FB	Distance (mm)	D6	-1,0072	0,1517	Femme<6,6< Homme	57,3
FB	Angle (°)	A1	2,89	-0,033	Femme<87,6< Homme	54,7
FB	Angle (°)	A2	1,232	-0,014	Femme<88,0< Homme	50,2
FB	Angle (°)	A3	-0,196	0,01789	Femme<11,0< Homme	51,5
FB	Rayon (mm)	C1	-4,881	0,241	Femme<20,3< Homme	61

Figure 69 : Fonction discriminante et le seuil discriminant pour prédire le sexe en utilisant une seule mesure au niveau L4L5

Type de coupe	Unité	Type de mesure	Constante	Coefficient	Seuil discriminant L5S1	Valeur prédictive de sexe (%)
TA	Distance (mm)	D1	-2,844	0,103	Femme<27,6< Homme	59,3
TA	Distance (mm)	D2	-5,506	0,099	Femme<55,6< Homme	61,5
TA	Distance (mm)	D3	-7,137	0,117	Femme<61,0< Homme	62
TA	Distance (mm)	D4	-0,5412	0,0561	Femme<9,6< Homme	51,5
TA	Distance (mm)	D5	-1,628	0,081	Femme<20,1< Homme	55,5
TA	Angle (°)	A1	-0,216	0,004	Femme<54,0< Homme	50
TA	Angle (°)	A2	0,032	-0,001	Femme<32,0< Homme	53,7
TA	Angle (°)	A3	-0,129	0,001	Femme<129< Homme	48
TA	Rayon (mm)	C1	-0,0090154	0,0001418	Femme<63,6< Homme	48
TA	Rayon (mm)	C2	0,048	-0,0015	Femme<32,0< Homme	50,2
TA	Rayon (mm)	C3	-0,09292	0,00182	Femme<51,1< Homme	51,7
SD	Distance (mm)	D1	-0,926	0,052	Femme<17,8< Homme	52,5
SD	Distance (mm)	D2	-0,404	0,023	Femme<17,6< Homme	51,7
SD	Distance (mm)	D3	-0,1089	0,029	Femme<3,8< Homme	48
SD	Distance (mm)	D4	-0,4578	0,0602	Femme<7,6< Homme	52,5
SD	Distance (mm)	D5	-0,292	0,027	Femme<10,8< Homme	51,7
SD	Distance (mm)	D6	-0,2445	0,0241	Femme<10,1< Homme	52,2
SD	Distance (mm)	D7	-3,985	0,196	Femme<20,3< Homme	61,5
SD	**Distance (mm)**	**D8**	**-4,915**	**0,238**	**Femme<20,7< Homme**	**66**
SD	Angle (°)	A1	1,048	-0,014	Femme<74,9< Homme	51,7
SD	Angle (°)	A2	1,232	-0,015	Femme<82,1< Homme	51,5
SD	Angle (°)	A3	0,0334	-0,0031	Femme<10,8< Homme	48
SD	Rayon (mm)	C1	-0,119	0,03	Femme<4,0< Homme	51,7
FB	Distance (mm)	D1	-6,31	0,143	Femme<44,1< Homme	63,5
FB	Distance (mm)	D2	-3,627	0,073	Femme<49,7< Homme	61,5
FB	Distance (mm)	D3	-1,485	0,076	Femme<19,5< Homme	56
FB	Distance (mm)	D4	-1,693	0,088	Femme<19,2< Homme	56
FB	Distance (mm)	D5	0,0803	-0,0177	Femme<4,5< Homme	50,2
FB	Distance (mm)	D6	0,1208	-0,0324	Femme<3,7< Homme	51,7
FB	Angle (°)	A1	2,173	-0,022	Femme<98,8< Homme	52
FB	Angle (°)	A2	1,146	-0,011	Femme<104,2< Homme	51,2
FB	Angle (°)	A3	0,189	-0,0096	Femme<19,7< Homme	51,5
FB	Rayon (mm)	C1	-5,572	0,23	Femme<24,2< Homme	61,5

Figure 70 : Fonction discriminante et le seuil discriminant pour prédire le sexe en utilisant une seule mesure au niveau L5S1

Si l'on garde uniquement les mesures supérieures à 65% de discriminance sexuelle, nous avons :

Fonction discriminante et le seuil discriminant pour prédire le sexe > 65% en utilisant une seule mesure

Niveau	Type de coupe	Unité	Type de mesure	Constante	Coefficient	Seuil discriminant	Valeur prédictive de sexe (%)
L1L2	TA	Distance (mm)	D1	-5,505	0,295	Femme<18,7< Homme	65
L1L2	SD	Distance (mm)	D4	-3,889	0,525	Femme<7,4< Homme	65,5
L1L2	SD	Distance (mm)	D7	-7,633	0,329	Femme<23,2< Homme	70
L1L2	SD	Distance (mm)	D8	-6,254	0,273	Femme<29,2< Homme	66,7
L2L3	SD	Distance (mm)	D8	-5,253	0,228	Femme<23,0< Homme	66
L2L3	FB	Distance (mm)	D4	-5,014	0,288	Femme<17,4< Homme	66,7
L3L4	SD	Distance (mm)	D7	-6,953	0,293	Femme<23,7< Homme	68,3
L3L4	SD	Distance (mm)	D8	-6,236	0,265	Femme<23,5< Homme	67,7
L4L5	TA	Distance (mm)	D3	-9,956	0,175	Femme<56,9< Homme	67,2
L4L5	SD	Distance (mm)	D7	-5,993	0,265	Femme<22,6< Homme	66,2
L4L5	SD	Distance (mm)	D8	-5,199	0,229	Femme<22,7< Homme	65,7
L5S1	SD	Distance (mm)	D8	-4,915	0,238	Femme<20,7< Homme	66

Figure 71 : Résumé des mesures discriminantes à plus de 65% quelque soit le niveau étudié ou le plan étudié.

4. RESUME DES RESULTATS STATISTIQUES

a) CORRELATION AVEC LE NIVEAU

○ *Sur la coupe Transversale TA : en allant de L1 à S1 :*

- Les articulaires s'éloignent l'une de l'autre (D1, D2, D3).
- Les articulaires se rapprochent du mur postérieur (D4, D5)
- L'angle A3 formé par les facettes a une forme d'étrave de bateau qui double entre L1 et S1.
- Le rayon des cercles C1 et C2 augmente brutalement entre L4L5 et L5S1. Ceci est du à la perte de concavité jusqu'à un aplatissement quasi complet de la surface articulaire en L5S1.

○ *Sur la coupe Parasagitales SD et SG: en allant de L1 à S1 :*

- Les mesures de distances verticales (D1, D2, D3, D4, D5) ou horizontales (D6, D7, D8) ne varient quasiment pas avec le niveau.
- Les mesures d'angles (A1, A2, A3) ne varient quasiment pas avec le niveau.
- La mesure du rayon de cercle C1 ne varie quasiment pas avec le niveau.

○ *Sur la coupe Frontale Biarticulaire FB: en allant de L1 à S1 :*

- Les mesures de distances horizontales (D1, D2) augmentent comme TAD1D2D3.
- Les mesures de distances verticales (D3, D4, D5, D6) varient peu et de manière irrégulière.
- Les mesures d'angles (A1, A2, A3) varient peu et de manière irrégulière.
- La mesure du rayon de C1 confirme que les articulaires s'éloignent l'une de l'autre.

b) CORRELATION AVEC L'AGE

○ *Sur la coupe Transversale TA : en allant de <45 ans à >75 ans :*

- Seule la distance D1 diminue de manière régulière avec l'âge puisque le canal lombaire est une pathologie progressive liée à l'arthrose.
- Les angles ou les cercles n'ont pas de lien avec l'âge.

○ *Sur la coupe Parasagitales SD et SG: en allant de <45 ans à >75 ans :*

- La mesure de distance D1 augmente avec l'arthrose de manière régulière car l'articulaire augmente avec la fabrication d'ostéophytes. Les autres mesures de distances verticales diminuent avec l'âge : la hauteur discale (D3, D4) ou encore la hauteur du foramen intervertébral (sténose foraminale progressive).

Résultats

- La mesure horizontale du foramen osseux (D6) est quasi constante proche de 10 mm quel que soit le niveau ou l'âge.
- Les mesures d'angles (A1, A2, A3) évoluent avec l'âge par la modification des plateaux vertébraux, la hauteur discale ainsi que l'arthrose facettaire postérieure.
- La mesure du rayon de cercle C1 ne varie quasiment pas avec l'âge.

o *Sur la coupe Frontale Biarticulaire FB: en allant de <45 ans à >75 ans :*

- La mesure verticale de l'articulaire (D3, D4) augmente avec la création d'ostéophytes.
- La hauteur discale diminuant progressivement avec l'âge, les vertèbres se rapprochent l'une de l'autre (D5, D6) évoquant un collapsus d'une vertèbre vers l'autre.
- Les mesures d'angles (A1, A2, A3) et de rayon de cercle C1 n'évoluent pas avec l'âge.

c) **CORRELATION AVEC LE SEXE**

o *Sur la coupe Transversale TA : Homme / Femme*

- Les mesures de distances médiolatérales (D1, D2, D3) sont toujours plus grandes, en moyenne, quel que soit le niveau ou l'âge chez l'homme par rapport à la femme. On ne note pas de différence sur les mesures antéropostérieures (D4, D5).
- Les mesures d'angles n'ont pas de lien avec le sexe.
- La mesure de rayon de cercle (C1, C2 et C3) ne retrouve que des différences millimétriques sauf pour C3 en lombo-sacré car l'arc postérieur est plus large chez l'homme comme TAD1D2D3.

o *Sur la coupe Parasagitales SD et SG: Homme / Femme*

- Les mesures de distances verticales (D1, D2, D3, D4) sont toujours plus grandes chez l'homme mais de 1 à 1,5 mm en moyenne seulement.
- Les mesures de distances horizontales (D7, D8) sont toujours plus grandes chez l'homme par rapport à la femme entre 2 à 3,5 mm selon le niveau considéré.
- Les mesures d'angles ou de rayon de cercle ne varient que d'1mm environ.

o *Sur la coupe Frontale Biarticulaire FB: Homme / Femme*

Résultats

- Les mesures de distances horizontales (D1, D2) sont plus grandes chez l'homme puisque l'arc postérieur est plus large chez l'homme.
- Les mesures verticales (D3, D4, D5, D6) l'écart intervertébral est corrélé à la hauteur discale antérieure déjà mesurée sur SD (plus grande chez l'homme : 1,5 mm en moyenne).
- Les mesures d'angles n'ont pas de lien avec le sexe.
- La mesure de rayon de cercle C1 ne retrouve que des différences millimétriques liées à un arc postérieur plus large chez l'homme (comme TAD1D2D3).

d) PARTICULARITES ANATOMIQUES ET TEMPS NECESSAIRE

➤ *Anomalies anatomiques relevées sur 400 patients*

Nombre de cas	Lombaire (n=200)	Abdominaux (n=200)
Anomalie de charnière L5S1	7	8
Spondylolisthésis L5S1 Gr.1	11 (dont 4 Unilatéral, 2 D + 2 G)	6 (dont 1 Unilatéral Droit)
Spondylolisthésis L5S1 Gr.2	1	1
Spondylolisthésis L4L5 Gr.1	4	0
Spondylolisthésis L3L4 Gr.1	1 Unilatéral Droit	0

Figure 72 : Anomalies anatomiques retrouvées lors de la lecture des 400 scanners

➤ *TEMPS NECESSAIRE POUR FAIRE LES MESURES*

Pour un seul patient il faut 4 à 5 heures de temps afin de réaliser manuellement chaque mesure tel que l'on le ferait au pied à coulisse sur une pièce anatomique fraiche. En effet sur une colonne vertébrale lombaire nous avons mesuré, sur 4 plan de coupe, par niveau : 27 distances, 12 angles et 6 rayons de cercle. Il faut multiplier cela par 5 niveaux intervertébraux analysé et l'on obtient 225 mesures réalisées sur chaque sujet anatomique. Il faudrait ajouter le temps du recopiage, une mesure après l'autre qui représente un risque d'erreur.

A titre de comparaison, dans notre analyse numérique, il faut créer les 4 plans de coupe par niveau puis positionner les points de repères. Ceci prend en moyenne 30 à 45 minutes par patients pour créer les coupes et placer les points. Bien sur il faut ensuite exporter les coordonnées et calculer les mesures à l'aide de formules mathématiques.

DISCUSSION

Discussion

Concernant le premier objectif de ce travail qui était de réaliser un Atlas de référence de mesures biométriques centrées sur les articulations vertébrales postérieures, nous avons obtenu 18 000 mesures par niveau intervertébral dans les 3 plans de l'espace. Sur le plan transversal TA, nous retrouvons des résultats décrits dans la littérature [5, 59] à savoir que les articulaires s'éloignent l'une de l'autre de L1 à S1 mais se rapprochent du mur postérieur au fur et à mesure que l'on va vers S1. De même, l'angle formé entre l'axe de l'articulaire et l'axe sagittal augmente de L1 à S1, à droite comme à gauche. Concernant l'angle Alpha 3, elle est comparable à « une étrave de bateau » qui double entre L1 et S1. Cette forme est probablement nécessaire pour lutter contre l'antélisthésis intervertébral comme l'ont décrit plusieurs auteurs [5, 60, 61] et ce glissement est lui même secondaire à la lordose lombaire qui est la plus forte au niveau de la charnière lombosacrée et absolument nécessaire à la position érigée. C'est d'ailleurs une caractéristique de l'être humain qui est le seul animal bipède permanent. En revanche, l'analyse des résultats obtenus sur les plans sagittaux et frontaux n'a pas apporté de corrélation statistique nouvelle mais elle a une valeur descriptive de référence en anatomie descriptive numérique.

Concernant le second objectif de ce travail qui était thérapeutique en essayant de fournir les bases anatomiques pour concevoir une prothèse anatomique d'articulaire postérieure, nous avons fait le choix d'utiliser des cercles anatomiques et mécaniques en s'inspirant des travaux de Van Schaik [24] qui précisent que la forme de l'interligne articulaire se rapproche d'un arc de cercle. Mais il utilisait des coupes de scanner de 3 mm d'épaisseur ce qui diminue la précision de ses résultats. Afin d'obtenir le cercle commun incluant les 3 repères du coté droit et gauche, nous avons utilisé une méthode basée sur les coordonnées décrite par Thompson pour les têtes fémorales [58] qui détermine le cercle qui passe au plus prés de 6 points de repères (les lignes de

Discussion

commandes étaient disponibles dans la littérature). En s'attardant sur les
« cercles mécaniques », la représentation graphique des rayons des cercles C1,
C2 et C3 montre un croisement anecdotique des 3 courbes en terme de
fréquence (de 4% à 11% des cas selon le niveau sur les Figures 26 à 31) et cela
nous permet de conclure que les articulaires postérieures lombaires droite et
gauche n'ont pas d'axe rotatoire unique et commun en considérant le plan
transversal. Le fonctionnement mécanique du trio formé par les articulaires
postérieures et le disque est donc plus complexe que ne le suggérait Van Schaik
[24]. René Louis [5] avait décrit le mouvement des 2 articulaires postérieures
comme celui d'une parabole. Pourtant, nos travaux révèlent que les articulaires
droites et gauches ne sont symétriques, que dans la moitié des cas (de 52% à
64% des cas selon le niveau). Il est donc difficile d'élaborer des formules
mathématiques qui décrivent 2 hémiparaboles différentes (une par coté).
Karacan avait démontré [13], l'implication de l'asymétrie facétaire dans les
hernies discales lombaires et sa plus haute fréquence chez les sujets de grande
taille, mais son étude était basée sur des scanners de 3 mm d'épaisseur, ce qui
diminue la précision de ses résultats. Lors de notre travail préliminaire sur 50
patients, nous n'avons pas retrouvé de corrélation entre les mesures calculées et
les données anthropomorphiques relevées (âge, taille, poids et sexe) mais notre
effectif était alors seulement de 50 sujets lombalgiques. Fujiwara a montré, en se
basant sur des IRM, la relation qui existait entre l'orientation, l'usure des
facettes articulaires et la dégénérescence discale [31, 33, 34] et nous ne pouvons
pas confirmer ces éléments car nos sujets sont lombalgiques dans la moitié des
cas même si les comparaisons statistiques n'ont pas révélées de différences de
mesure entre le groupe lombalgique et le groupe contrôle.

Concernant le troisième objectif de ce travail qui était anthropologique, la
recherche du groupe d'âge d'une vertèbre isolée par les mesures anatomiques
réalisée n'a pas été significatif car la modification de l'anatomie par l'arthrose et

Discussion

le temps ne modifie pas l'anatomie de manière régulière et mathématiquement prédictible. Malgré tout nous retrouvons une évolution des mesures avec l'âge qui retrace parfaitement le veillissement avec une diminution des dimensions du canal vertébral dans ses 2 dimensions sur les coupes transversales qui correspond au canal lombaire étroit ou encore une diminution progressive de la hauteur discale avec l'âge et ainsi de la hauteur du foramen mais sans capacité prédictive. En revanche, la détermination du sexe par la valeur des mesures s'est révélée modeste sur l'arc postérieur alors qu'elle semble plus forte sur le corps vertébral avec un coefficient de discriminance pouvant atteindre 70%. En effet, sur 400 patients, 66000 mesures ont été analysées afin de déterminer le sexe par la valeur mesurée et nous n'avons retrouvé seulement que 12 mesures parmi 165 présentant un coefficient une discriminance supérieure à 65%. Aucune mesure d'angle ni aucune mesure de rayon de cercle décrivant la concavité de l'articulaire n'a été discriminante. Seules les mesures de distances semblent discriminantes. Quelque soit le niveau étudié il y a toujours une longueur discriminante sur un plan parasagittal passant par le pédicule : SDD7 ou SDD8. Ce qui signifie que la taille du corps vertébral semble plus discriminante pour le dimorphisme sexuel. Mais malheureusement, les plans de coupe ou même les points de repères définis n'ont pas été choisis dans un but de mesure du corps vertébral. Il est difficile d'utiliser ces résultats en l'état car il y a plusieurs biais. En effet, les points de repères placés au niveau des plateaux vertébraux ne mesurent pas la longueur des plateaux puisqu'ils ont été choisis pour l'information qu'ils procurent en terme d'écart entre 2 plateaux pour décrire la hauteur discale dans le plan du foramen et de l'articulation intervertébrale postérieure. Par exemple,le point R6 n'est pas le point le plus antérieur mais bien le point le plus caudal du plateau vertébral inférieur de la vertèbre supérieure de l'étage étudié. Nous avons également retrouvé le lien entre cette hauteur intervertébrale et la hauteur du foramen qui était le repère osseux

Discussion

antérieur placé en avant de l'articulation intervertébrale lombaire. Il faudrait donc réaliser un prochain travail de recherche sur la base de données LOMBONICE 2005 pour affirmer le corrélation entre la taille du corps vertébral et le sexe du sujet.

Yu a démontré[26], sur des scanners millimétriques de cadavres frais que deux mesures faites sur T12 pouvaient augmenter le pouvoir discriminant des mesures pour déterminer le sexe puisqu'il atteint entre 62,5% et 85,3% de corrélation. Il réalise 35 mesures sur la vertèbre T12 et confirme que les dimensions du corps vertébral sont un élément fort dans la détermination du sexe au niveau de T12

On peut donc apporter par l'exhaustivité de notre travail une aide supplémentaire en anthropologie afin d'envisager le sexe d'un individu à partir d'une vertèbre résiduelle isolée. Il faudrait faire un scanner en coupes fines des restes humains découverts puis reproduire les mesures numériques que nous avons réalisées.

Concernant la méthode de mesure ou de dissection numérique, elle présente plusieurs avantages en plus de la préservation des pièces anatomiques : en effet on réalise un gain de temps important lors de la réalisation des mesures. Pour un seul patient il nous a fallu 4 à 5 heures de temps afin de réaliser manuellement chaque mesure tel que l'on le ferait au pied à coulisse sur une pièce anatomique fraiche. En effet, nous avons obtenu 225 mesures par sujet anatomique. Au total, 90 000 mesures ont été obtenues sur 400 patients. Il faudrait ajouter le temps du recopiage, une mesure après l'autre (risque d'erreur) qui est incompressible. A titre de comparaison, dans notre analyse numérique, il faut créer les 4 plans de coupe par niveau puis positionner les points de repères. Ceci prend en moyenne 30 à 45 minutes par patients. Les mesures qui sont ensuite calculées grâce aux règles de la trigonométrie ne demandent aucun temps supplémentaire en dehors de la formule mathématique à rédiger pour

Discussion

l'obtenir. La biométrie numérisée par le calcul de coordonnées sur des images digitalisées 2D nous semble donc moins chronophage et plus reproductible. Elle évite intégralement tout recopiage qui peut être une source d'erreur. Elle paraît parfaitement adaptée aux analyses faites sur de grands échantillons. Ces mesures numériques permettent donc d'élaborer des hypothèses et de les vérifier en un temps relativement court.

Ce travail s'est appuyé sur 2 outils, la base de données Lombonice 2005 et la méthode de mesure biométrique numérique basée sur les coordonnées.

Concernant la base de donnée LOMBONICE 2005 : Ce travail représente l'analyse d'une importante base de données numériques centrées sur le rachis lombaire. Nous héritons ainsi de tous les biais émanant de la création d'une base de donnée. Le principal est un biais de recrutement avec une population spécifique d'une région et d'une époque où elles ont été collectées. Les patients correspondant à la clientèle du service de chirurgie orthopédique, du service des urgences et du service de radiologie du CHU de NICE qui sont donc peut être, par définition, des anatomies spécifiques mais l'absence de différence entre les 2 groupes de 200 sujets minimise ce biais. L'effectif important et la distribution des âges et des sexes semblent équilibrés et représentatifs de la population générale. Enfin la moitié des sujets représentant le groupe contrôle n'a pas révélé de différence dans les mesures obtenues par rapport au groupe réputé lombalgique. Malgré tout le groupe contrôle a été défini par l'indication de réalisation du scanner (autre raison que la Lombalgie) mais on ne peut pas recenser le nombre de patients ayant des douleurs abdominales qui motivent la TDM abdominale mais qui ont également des lombalgies par ailleurs. On peut également retrouver un biais lié à la pathologie puisque ne sont pris en compte que les patients présentant une histoire de la maladie suffisamment grave pour motiver un scanner ou un IRM. Cela a malgré tout l'avantage de sélectionner la population qui va consulter et qui bénéficiera parfois d'un suivi médical

Discussion

spécifique et même d'un geste chirurgical quel qu'il soit. C'est donc cette population qu'il faut mieux connaître.

Concernant la méthode de mesure par les coordonnées validée par le travail préalable de MASTER 2 : Seule l'erreur de positionnement des points de repères sur les coupes transversales a été évalué. Ceci représente 2 écueils importants : Le premier c'est l'erreur de reconstruction qui n'a pas été évaluée car la comparaison des coordonnées des points positionnés sur des coupes différentes aurait mesuré la sommation des 2 erreurs possibles de mesures c'est à dire reconstruction et positionnement. Ceci aurait pu tantôt majorer ou tantôt annuler l'évaluation d'une différence entre les opérateurs. La précision dans la définition de la création de la recoupe limite probablement le nombre de coupe MPR possibles avant la mise en place des points. Le choix de la recoupe à sauvegarder a été guidé par l'obtention de l'image cible la plus proche possible de l'image standardisée. La solution aurait été de réaliser des plans de coupe curvilignes mais chaque plan aurait été spécifique de chaque patient et les résultats n'auraient pas permis la tentative de description d'un morphotype rachidien. Le deuxième écueil concerne la reproductibilité et la répétabilité du positionnement des points qui n'ont pas été réévaluées sur les plans parasagittaux et frontaux. En pratique, il y a eu moins de 50 hésitations sur plus de 50 000 sur l'endroit où positionner le point de repère quelque soit le plan de coupe. Cela est survenu sur des anatomies particulières où le plan de coupe ne permettait pas d'obtenir l'image standardisée habituelle. Cela n'a jamais impacté les distances ou les cercles mais principalement les points nécessaires à la mesure des angles ce qui nous semble donc acceptable car le vecteur nécessaire au calcul de l'angle est le même.

Ces 2 outils nous paraissent donc fiables et réutilisables pour toutes les zones anatomiques du squelette humain. Cela est en cours puisque la base de donnée continue d'augmenter son effectif d'année en année. L'intérêt majeur de cette

Discussion

base de données numériques reste ses caractéristiques : inaltérable et réutilisable.

Concernant le choix des reconstructions qui semble primordial dans la visualisation et donc la réalisation des mesures par le positionnement des points de repères, nous avons choisi quatre plans d'analyse: un plan transversal parallèle au plan discal qui est le plus utilisé dans la littérature[23]. Ensuite nous avons défini des plans parasagittaux droit et gauche ainsi qu'un plan frontal biarticulaire afin de mieux caractériser l'orientation des articulaires postérieures en trois dimensions en s'inspirant de la littérature [9]. Ce choix est évidemment arbitraire en plus d'un degré d'erreur possible lors de la reconstruction.

Nous avons également choisi dix points de repère de manière arbitraire mais chaque point de repère a un sens sur le plan anatomique ou sur le plan clinique de par son évolution attendue avec l'âge. En pratique, il est quasiment impossible de comparer à d'autres études de la littérature car chaque point de repère est redéfini pour chaque étude. Ces choix successifs restent arbitraires et critiquables par bien des aspects mais nous avons choisi les plans de coupes ou les points de repères en fonction de leur facilité à être reproduits sur les images scannographiques. Les mesures que nous avons obtenues sur 400 malades nous paraissent plus fiables et plus précises que les autres études cadavériques [16, 17, 21, 62] ou radiographiques [36, 39] retrouvées dans la littérature vu la finesse de nos coupes scannographiques.

Concernant l'épaisseur de coupe, elle est toujours inférieure ou égale à 1,25 mm (quelle que soit la résolution), pour les 400 patients, il est donc difficile de donner une significativité clinique à toutes les différences statistiques retrouvées lorsqu'elles sont inférieures à 2 mm pour les distances ou inférieure à 5 ° pour les angles ou 1 mm pour les rayons de cercles (2 mm de diamètre). Ceci réduit le nombre de résultats statistiquement significatifs qui ne le sont pas cliniquement. En effet, notre référence est la biométrie classique réalisée au pied

Discussion

à coulisse qui présente une précision au 1/10 ème de millimètre mais sur une pièce anatomique fragile et éphémère.

Malgré tout, les images issues du groupe contrôle ont une résolution moindre, parfois 2 fois inférieure, par rapport aux images issues des scanners lombaires qui sont concentrés sur la zone d'analyse. L'absence de différence entre le groupe contrôle et le groupe lombalgique sur un effectif de 200 patients nous permettra de travailler, pour les prochaines analyses, uniquement sur les scanners lombaires dont la résolution est supérieure.

L'avènement de l'imagerie numérique offre ainsi de nouvelles techniques d'analyse répétables et reproductibles et permet parfois de remettre en question les techniques classiques non évaluées. Nous espérons ainsi renouveler progressivement les études anatomiques classiques réalisées sur cadavres frais.

CONCLUSIONS ET PERSPECTIVES

Ce travail est la première analyse numérique réalisée sur notre Ostéothèque Régionale LOMBONICE 2005 sur 400 sujets. La méthode d'analyse est reproductible et répétable et elle nous permet de répondre à des questions ciblées :

Premièrement, nous avons pu établir un atlas biométrique de référence des articulaires lombaires postérieures sur une population représentative de la population générale composée d'autant d'hommes que de femmes, avec tous les âges représentés dans des proportions équivalentes entre 20 ans et 101 ans.

Deuxièmement, l'analyse des axes de rotation des articulaires droites et gauches révèle qu'il n'y a pas d'axe de rotation commun entre l'articulaire droite et gauche et cela quelque soit le niveau intervertébral étudié. De plus, la symétrie droite et gauche n'est retrouvée que dans la moitié des cas. Il est donc complexe d'envisager une reconstruction prothétique des articulaires postérieures en restant strictement anatomique vu la variabilité anatomique des articulations intervertébrales postérieures interindividuelle (les sujets présentent, entre eux, différents sexes, âges, tailles et poids) mais également intraindividuelle (la différence entre chaque niveau est significative). Il faudrait donc créer un type de prothèse par niveau décliné en de nombreuses tailles ce qui est une contrainte industrielle forte. Enfin l'absence de symétrie dans la moitié des cas pousserait à envisager une prothèse articulaire droite et une prothèse articulaire gauche ce qui doublerait encore la gamme nécessaire. L'anatomie complexe et variable des articulaires nécessite donc des études morphologiques plus poussées. Peut être faudra-t-il envisager la conception de prothèses mécaniquement satisfaisantes mais non anatomiques comme cela existe déjà sur le marché. L'autre solution serait d'envisager des prothèses « sur mesures » conçues à partir d'un scanner préopératoire et d'une analyse en 3D.

151

Conclusion & Perspectives

Enfin, troisièmement, la détermination du sexe par des mesures faites sur l'arc postérieur d'une vertèbre isolée est médiocre (inférieur à 70%) ce qui nécessite d'une part de chercher à augmenter le coefficient de discriminance en faisant des couples de mesures sur le même objet anatomique et d'autre part de renouveler l'analyse sur la même base de donnée mais en se concentrant sur les mesures du corps vertébral qui est la partie plus antérieure de la vertèbre et qui semble être plus discriminante.

La première partie de ce travail nous a permis de bien comprendre l'intérêt anatomique et anthropologique d'une base de données numériques. Il dessine également l'envergure d'une telle base de données d'imagerie qui peut mêler des données cliniques et paracliniques. La maturation d'une telle base de données nécessite du temps, une certaine organisation des dossiers patients. On ne peut pas se contenter d'une accumulation d'images sans leur contexte. Le travail de Master 2 a permis de démontrer que la méthode de mesure est fiable en terme de répétabilité et reproductibilité ce qui était une étape obligatoire avant d'envisager un travail sur un échantillon 10 fois plus grand. Le plus important reste la définition précise des plans de coupe d'une part mais également des points de repère à positionner. Plus il est contrasté à l'image et plus il est facile à positionner. L'idéal, est la limite entre une ligne blanche et d'une ligne noire qui correspond à l'extrémité d'un os à mesurer.

La Deuxième partie de ce travail représente les 5 années nécessaires pour mesurer les 2000 vertèbres lombaires avec autant d'hommes que de femmes et autant de sujets lombalgiques que de sujets contrôles. Le groupe contrôle et le groupe lombalgique n'ont pas révélé de différence significative dans leurs résultats. Cette étape était là encore nécessaire avant de pouvoir utiliser principalement les scanners lombaires qui présentent la même épaisseur de coupe mais une résolution deux fois supérieure aux scanners abdominaux. Les résultats sur 400 patients ont été obtenus également en 3 dimensions selon 4 plans de coupes pour essayer de mieux décrire la forme des articulaires. Malheureusement, les mesures calculées et les formes décrites ne correspondent pas à une forme géométrique simple. On s'approche plus d'une « chips » de pomme de terre que d'un fragment de sphère ou d'une ellipse. De plus, cette « chips » se déforme beaucoup chez un même sujet de L1 à S1 et même entre la droite et la gauche d'un même niveau. L'analyse de la forme géométrique ne suffira pas pour envisager la mécanique biarticulaire en collaboration avec le disque intersomatique en avant et cela au sein d'un enchainement d'articulations tel 6 wagons articulés d'un même train.

Enfin nous n'avons pas pu dégager de morphotype rachidien car les mesures réalisées sont proches d'un sujet à l'autre avec une grande hétérogénéité retrouvée également chez un même sujet entre les différents niveaux. Toute l'implication de l'équilibre sagittal du patient debout ne peut pas être pris en compte par absence de cette donnée fondamentale dans la réflexion sur la mécanique de la bipédie puisqu'en effet le scanner est réalisé en décubitus dorsal. Des images obtenues par des appareils tel l'EOS permettraient peut être d'améliorer nos connaissances sur l'équilibre sagittal debout et le lien potentiel avec l'anatomie ostéoarticulaire en décubitus dorsal.

On peut donc imaginer que cette base de données va être régulièrement utilisée pour des études anatomiques biométriques numériques avec les instruments classiques de mesure en 2 dimensions mais l'évolution vers une analyse réellement en 3 dimensions permettra peut être de déterminer les morphotypes rachidiens que les coupes 2D ne nous ont pas permis d'obtenir.

Les perspectives qui se dessinent au delà de ce travail restent très intéressantes :

Notre base de données numérique doit grandir et se diversifier. Il nous paraît nécessaire d'accroitre l'effectif de la base de données et de créer une base de données « LOMBONICE 2012 » qui inclura un millier de patients par sous base. Elle sera localisée au laboratoire d'Anatomie de la Faculté de Médecine de Nice pour représenter une OSTEOTHEQUE REGIONALE NUMERIQUE NICOISE 2012 d'envergure unique (Digital Nice Database 2012).

Elle devrait également être étendue aux autres articulations et peut être même à tout le squelette entier. En effet, cette base de données digitalisées serait la plus grande Ostéothèque Régionale numérique française organisée avec 1000 sujets anonymisés mais avec à disposition leurs âges, leurs sexes et si nécessaire leurs tailles et leurs poids. Cela permettrait à toutes les spécialités qui travaillent sur l'anatomie d'élaborer des projets d'abord sur informatique et économiser des corps au Laboratoire d'Anatomie. La base de données LOMBONICE 2012 serait alors intégrée à une banque d'images DICOM et serait complémentaire du Laboratoire d'Anatomie de la Faculté de médecine de Nice et mise à la disposition de tous.

De plus cette base d'imagerie peut être le point de départ d'une banque d'objets 3D avec la pondération par l'âge, le sexe et la taille des sujets et pourrait être disponible pour les laboratoires de recherche dont la thématique de travail est la modélisation 3D du rachis lombaire tel l'INRIA sur Grenoble ou l'INRIA sur Sofia Antipolis. La banque d'images n'est que la moitié de la valeur de cette base de donnée puisqu'il faut la présence et la bienveillance d'un anatomiste ou d'un anthropologue pour chaque projet démarré au sein de cette ostéothèque. En effet, il faut que chaque structure anatomique visualisée soit identifiée et validée en préambule de chaque projet.

De nombreux travaux collaboratifs sont donc à prévoir dans l'avenir entre le laboratoire d'anatomie de la faculté de médecine de Nice, les laboratoires d'Anthropologie et les laboratoires d'ingénierie ou même les industries.

Voici ci dessous des exemples de travaux de segmentation et de modèles numériques d'éléments finis qui ont émergé à la suite de ce travail de thèse :

Conclusion & Perspectives

D'abord, la segmentation en 2 dimensions d'une colonne vertébrale lombaire par « contourage » manuel permet de séparer chaque vertèbre l'une de l'autre en les analysant individuellement. On obtient une colonne vertébrale en 3D composée de 6 vertèbres et 5 disques.

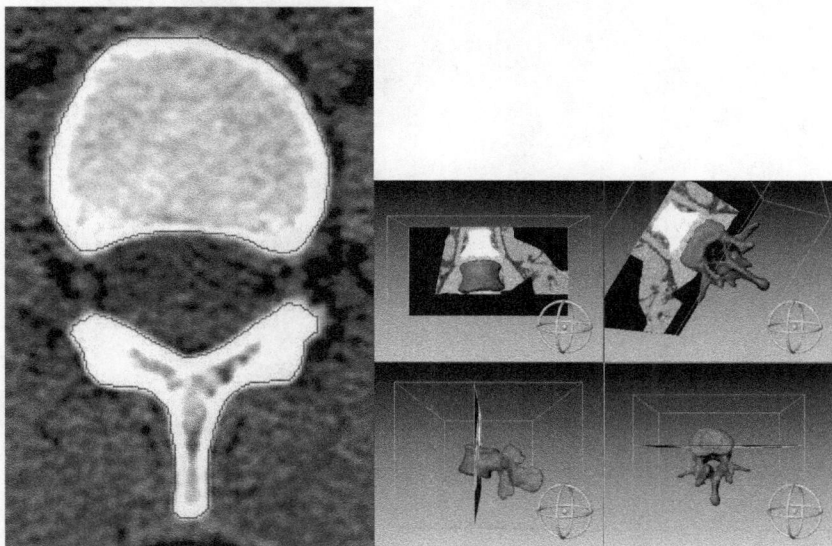

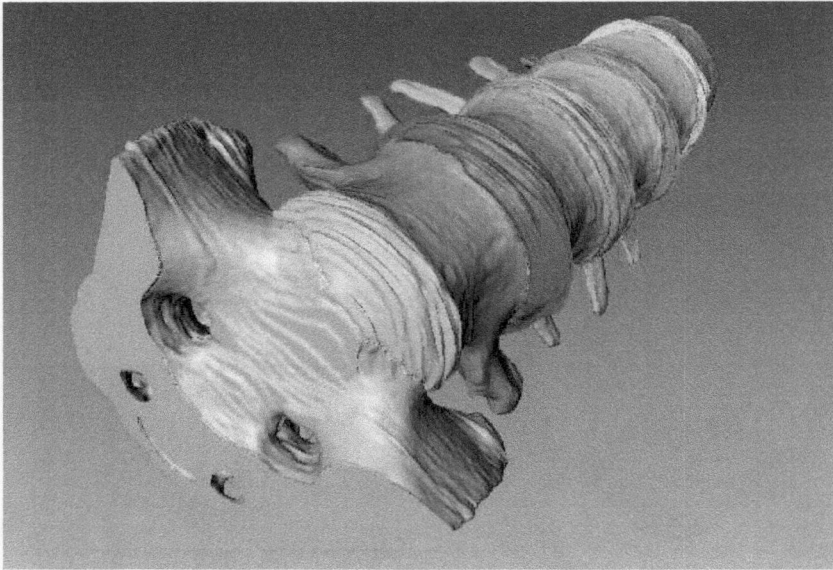

Ensuite, la segmentation en 3D permet d'isoler les différentes régions qui composent une vertèbre. On pourra ainsi isoler les surfaces articulaires du reste de la vertèbre pour réaliser une collection de surfaces articulaires et ainsi une classification des formes en 3D.

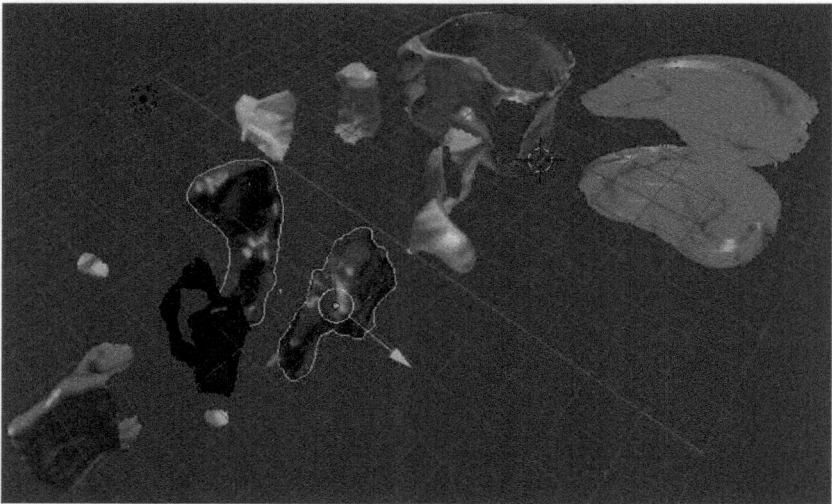

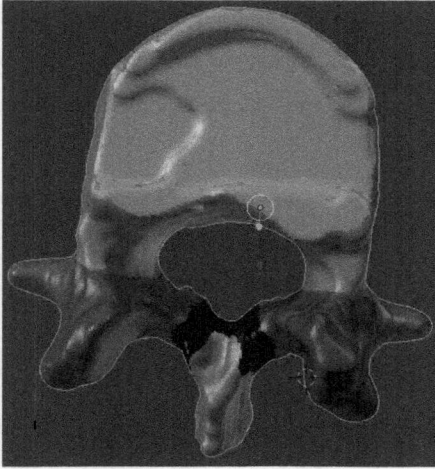

On peut ainsi individualiser une zone anatomique choisie de manière semi automatique et analyser ensuite la forme des objets 3D de notre bibliothèque numérique.

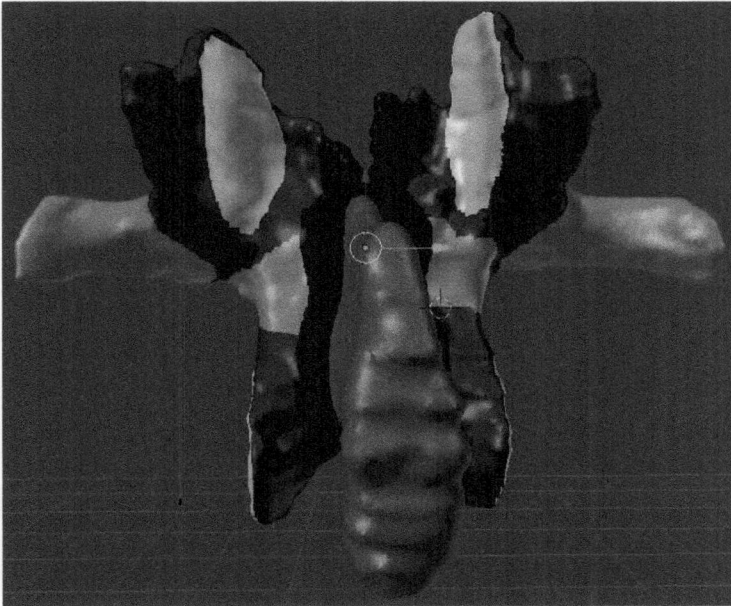

Conclusion & Perspectives

L'analyse de formes en 3D semble prometteuse d'autant qu'elle s'adresse non pas à un seul patient mais à tous nos patients en incluant la variabilité inter et intraindividuelle que nous avons décrite à l'aide de nos mesures biométriques et de nos points de repères.

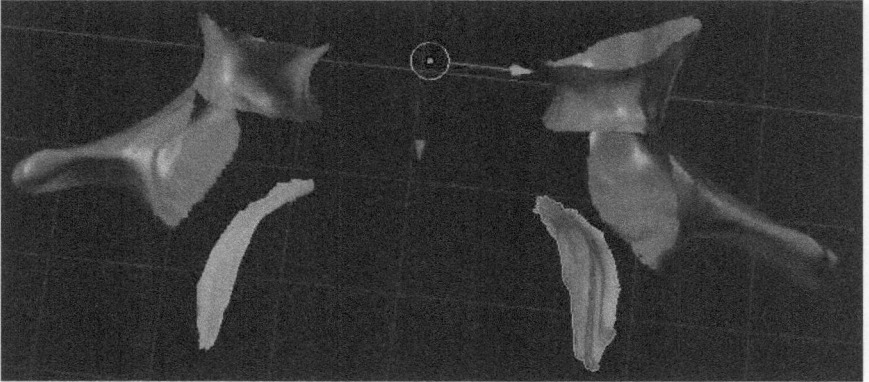

ANNEXES

TABLE DES FIGURES

REFERENCES BIBLIOGRAPHIQUES

1. ANNEXES

a) ANNEXE 1 : CREATION DE LOMBONICE 2005

> ### Objectif de la base de données

Nous avons décidé de créer plusieurs bases de données radio-anatomiques . L'objectif de la base de données « LOMBONICE 2005» est d'obtenir une collection de données anatomiques inaltérables afin de réexaminer des pièces osseuses habituellement fragiles et d'une importance capitale. Cette base de données constitue, pour nous, un concept d'avenir en anthropologie biologique. Cet outil de travail présente plusieurs avantages: Les données sont inaltérables et ainsi, les études qui y sont menées peuvent être renouvelées par la même équipe ou par différentes équipes. C'est un format transportable dans l'espace et dans le temps. Un grand nombre d'études peuvent être entamées sur cette base de données : les sujets sont toujours présents et disponibles. Sa taille ne fait qu'augmenter avec le temps.

Nous espérons pouvoir ainsi définir des groupes morphologiques de patients ou encore de pouvoir réaliser des mesures qui permettront d'aider au développement des futurs implants. La modélisation de certaines colonnes vertébrales offrira la possibilité de tests virtuels selon le morphotype.

Cela permettra de constituer une véritable collection d'informations radio-anatomiques sur la morphologie du rachis lombo-sacrée.

> ### Description des sifférentes bases de données

Nous avons baptisé différentes sous-bases de données filles de LOMBONICE 2005 :

o *BASE LOMBOSCAN 2005*

Elle comprend 250 TDM Lombaires réalisés pour Lombalgie.

o *BASE CONTROLSCAN 2005*

Elle comprend 250 TDM abdomino-pelviens prescrits pour une autre cause que la Lombalgie

o *BASE LOMBIRM 2005 (adultes)*

Elle comprend 250 IRM T1 T2 +/- STIR fait pour Lombalgie

o *BASE LOMBOCLIN 2005*

Elle comprend 250 dossiers comportant des données cliniques et radiologiques (Rx, TDM ou IRM).

o *BASE LOMBOSAGIT 2005*

Elle comprend 250 dossiers comportant un bilan full spine, des données cliniques, radiologiques et un scanner ou une IRM.

Annexes

o *BASE LOMBOPED 2005 (enfant de moins de 18 ans)*

Elle comprend 250 IRM ou TDM associées à des données anthropomorphiques et cliniques minimales (âge, sexe, poids, taille).

➢ **Origine des données**

Les données seront collectées au CHU de Nice, auprès du service d'imagerie médicale. Seules les images natives seront conservées et les images vont être anonymisées avant d'être stockées sur une station de travail et dupliquées du 2 disques durs.

➢ **Contenu des bases de données**

Chaque base de données est définie par la nature des données qu'elle contient.

Les informations collectées dans les sous bases sont de plusieurs ordres :

o *Radiographique (statique et dynamiques numérisées)*

« Full spine » de face et de profil avec visualisation de la base de l'occiput et des deux hanches permettant d'estimer la ligne anatomo-gravitaire et l'équilibre sagittal.

« Full spine » de profil en flexion extension et de face en inflexions latérales permettant d'estimer la mobilité du rachis.

o *Scannographique (TDM)*

Seules les données natives sont conservées afin de faire autant de reconstructions que nécessaire. Chaque étude demande des reconstructions spécifiques à déterminer en début de travail. Le recueil des données est sous format informatique. Les CD-ROM du CHU de Nice et le disque dur des services de radiologie permettront l'acquisition d'images afin de réaliser une reconstruction 3D puis des coupes multiaxiales renouvelables en fonction de l'étude en cours. On utilisera par exemple des TDM lombaires chez des lombopathes et des TDM abdominales chez des sujets sains.

o *Imagerie par résonance magnétique (IRM)*

Des IRM lombaires pondérées en T1 et T2 sans injection de gadolinium sont collectées dans le même but.

o *Données anthropologiques*

L'âge, le poids, la taille et le sexe ont été collectés pour les 50 premiers sujets puis seuls âge et sexe ont été notés pour les 350 sujets suivants au vu des résultats statistiques obtenus avec le premier échantillon de 50 sujets.

o *Données cliniques (collectées en consultation et numérisées)*

⇒Signes fonctionnels, EVA, Pain drawing, Oswestry

o *Limites des possibilités de recueil des données*

D'une manière générale, il est impossible de collecter systématiquement, pour tous les malades inclus dans la base, toutes ces différentes données. Nous acceptons donc la création d'une base de données hétérogène.

Pour ce travail de thèse, seules les bases de données LOMBOSCAN 2005 et CONTROLSCAN 2005 ont été utilisées car elles étaient complètes.

➤ *Analyse des données*

Par définition, elle est liée à l'émergence de projets d'études scientifiques. L'analyse peut être de différente nature : mesures anatomiques, morphométriques, densité tissulaire, équilibre sagittale, proportions anatomiques (adultes et enfants), corrélations radiocliniques et algorithmes anatomiques. Les buts sont très variés : constitution de groupes homogènes de sujets, déterminations des morphotypes…. On peut même déjà penser à des études longitudinales du devenir des rachis lombaires dans le temps (tel Sempé pour les courbes de croissance des enfants). Il n'y a pas vraiment de limite à l'exploitation des données qui sont toutes anonymes et qui représentent un échantillon représentatif des rachis lombaires pathologiques et sains de la région de Provence Alpes Côte D'azur de 2005 à 2010.

L'anonymisation des images DICOM nous a évité de déclarer auprès de la Comission Nationale de l'Informatique et des Libertés et nous n'avons pas recueilli l'autorisation des patients pour utiliser leurs images brutes anonymisées.

b) <u>ANNEXE 2 : SCRIPTS MATLAB</u>

➢ *Transformation de Csv en XLS*

Chaque patient génère, pour E3, 4 fichiers csv pour les 4 types de plan (TA, SD, SG et FB) incluant les 5 niveaux consécutifs. On génère donc 1600 fichiers CSV (4 plans * 400 sujets).

Pour exporter les coordonnées des points de repère sans avoir à les recopier (erreurs possibles), nous avons écrit un programme permettant de prendre chaque fichier Csv un après l'autre et d'en extraire que ce qui nous est utile et de l'aligner dans un tableur Excel et cela 1600 fois de suite.

Nous avons également automatisé les calculs arithmétiques fait à partir des coordonnées des points afin de ne recueillir, sur un tableur Excel, que les résultats des mesures désirées : distances, angles et cercles mécaniques.

La liste de commandes est la suivante :

```
% These Nicolas Bronsard
% Programme qui :
%   - lit le fichier contenant les informations de sexe et ,ge des sujets:
%   fichier casuistique-SA.txt
%   - lit les fichiers contenant les coordonnÈes 3D des points: fichiers
%   "*.csv"
%   - calcule, pour chaque sujet et chaque plan, les distances, les angles et
%   les cercles moyens
%   - Ècrit les valeurs dans un fichier de sortie dans un format adaptÈ au traitement
%   statistique
clear all
fclose all
%lecture de la casuistique: ages et sexes des sujets
fage=fopen('casuistique-SA.txt','r');
casuis=fscanf(fage,'%i %i %i\n')
for ii=0:199
age(ii+1)=casuis(ii*3+2);sex(ii+1)=casuis(ii*3+3);
end
fclose(fage);
'Le nombre de sujets est: '
size(casuis)
% fichier de sortie
fo=fopen('outputSA.txt','w');
fprintf(fo,'Type Sujet âge Sexe Plan Niveau Nom-Mesure Valeur \n');
```

Annexes

```
% lecture de tous les fichiers "csv" du rÈpertoire
listdir=dir('*.csv');
for j=1:size(listdir,1)
nom=listdir(j).name
fi=fopen(listdir(j).name,'r');
fgetl(fi);
clear v;
v=fscanf(fi,'%i,%i,%f,%f,%f,%f,%f,"Point%i",%f,%f,%f,%f,19,1,%f,%f,%f,%f,%f\n');
fclose(fi);
' Traitement du sujet numero: '
ns=str2num(nom(7:9))
'age du sujet ='
age(ns)
'sexe du sujet ='
sex(ns)
% lecture des coordonnÈes des points (pixellique et millimÈtriques) en fonction du type du fichier "csv" (TA, SD, SG ou FB)
% remarque: le niveau L5S1 sera renommÈ L5L6 pour une programmation plus automatique
nomcoupe=nom(3:4);
switch nomcoupe
    case 'TA'
        % traitement d'une coupe "TA"
        clear rx ry rz px py
        for i=0:49
            rx(v(8+i*17))=v(9+i*17);
            ry(v(8+i*17))=v(10+i*17);
            rz(v(8+i*17))=v(11+i*17);
            px(v(8+i*17))=v(16+i*17);
            py(v(8+i*17))=v(17+i*17);
        end
        % calcul des distances
        for ii=0:4
            % D1L1L2(R3,R4) puis D1L2L3(R13,R14) puis D1L3L4(R23,R24) puis ...
            fprintf(fo,'SA %s %i %i TA L%iL%i D1 %f\n',nom(7:9),age(ns),sex(ns),ii+1,ii+2,norm([rx(3+ii*10) ry(3+ii*10) rz(3+ii*10)]-
[rx(4+ii*10) ry(4+ii*10) rz(4+ii*10)]));
            % D2L1L2(R1,R6) puis D2L2L3(R11,R16) puis D2L3L4(R21,R26) puis ...
            fprintf(fo,'SA %s %i %i TA L%iL%i D2 %f\n',nom(7:9),age(ns),sex(ns),ii+1,ii+2,norm([rx(1+ii*10) ry(1+ii*10) rz(1+ii*10)]-
[rx(6+ii*10) ry(6+ii*10) rz(6+ii*10)]));
            % D3L1L2(R7,R8) puis D3L2L3(R17,R18) puis D3L3L4(R27,R28) puis ...
            fprintf(fo,'SA %s %i %i TA L%iL%i D3 %f\n',nom(7:9),age(ns),sex(ns),ii+1,ii+2,norm([rx(8+ii*10) ry(8+ii*10) rz(8+ii*10)]-
[rx(7+ii*10) ry(7+ii*10) rz(7+ii*10)]));
            % D4L1L2(R9,R3R4) puis D4L2L3(R19,R13R14) puis D4L3L4(R29,R23R24) puis ...
            v1=[px(4+ii*10) py(4+ii*10)]-[px(3+ii*10) py(3+ii*10)];v2=[px(9+ii*10) py(9+ii*10)]-[px(3+ii*10) py(3+ii*10)];
            alpha=acos( (v1(1)*v2(1)+v1(2)*v2(2)) / (norm(v1)*norm(v2)) );
            v2b=[rx(9+ii*10) ry(9+ii*10) rz(9+ii*10)]-[rx(3+ii*10) ry(3+ii*10) rz(3+ii*10)];
            dist=sin(alpha)*norm(v2b);
            fprintf(fo,'SA %s %i %i TA L%iL%i D4 %f\n',nom(7:9),age(ns),sex(ns),ii+1,ii+2,dist);
            % D5L1L2(R9,R1R6) puis D5L2L3(R19,R11R16) puis D5L3L4(R29,R21R26) puis ...
```

165

Annexes

```
        v1=[px(6+ii*10) py(6+ii*10)]-[px(1+ii*10) py(1+ii*10)];v2=[px(9+ii*10) py(9+ii*10)]-[px(1+ii*10) py(1+ii*10)];
alpha=acos( (v1(1)*v2(1)+v1(2)*v2(2)) / (norm(v1)*norm(v2)) );
        v2b=[rx(9+ii*10) ry(9+ii*10) rz(9+ii*10)]-[rx(1+ii*10) ry(1+ii*10) rz(1+ii*10)];
        dist=sin(alpha)*norm(v2b);
fprintf(fo,'SA %s %i %i TA L%iL%i D5 %f\n',nom(7:9),age(ns),sex(ns),ii+1,ii+2,dist);
end % pour le calcul des distances
% calcul des angles
for ii=0:4
% angle A1: A1L1L2(R3R1,R9R10) puis A1L2L3(R11R13,R19R20) puis A1L3L4(R21R23,R29R30) puis ...
v1=[px(1+ii*10) py(1+ii*10)]-[px(3+ii*10) py(3+ii*10)];v2=[px(10+ii*10) py(10+ii*10)]-[px(9+ii*10) py(9+ii*10)];
alpha=acos( (v1(1)*v2(1)+v1(2)*v2(2)) / (norm(v1)*norm(v2)) );
fprintf(fo,'SA %s %i %i TA L%iL%i A1 %f\n',nom(7:9),age(ns),sex(ns),ii+1,ii+2,alpha(1)*180/pi);
%angle A2: A2L1L2(R4R6,R9R10) puis A2L2L3(R14R16,R19R20) puis A2L3L4(R24R26,R29R30) puis ...
v1=[px(6+ii*10) py(6+ii*10)]-[px(4+ii*10) py(4+ii*10)];v2=[px(10+ii*10) py(10+ii*10)]-[px(9+ii*10) py(9+ii*10)];
alpha=acos( (v1(1)*v2(1)+v1(2)*v2(2)) / (norm(v1)*norm(v2)) );
fprintf(fo,'SA %s %i %i TA L%iL%i A2 %f\n',nom(7:9),age(ns),sex(ns),ii+1,ii+2,alpha(1)*180/pi);
%angle A3: A3L1L2(R3R1,R4R6) puis A3L2L3(R13R11,R14R16) puis A3L2L3(R23R21,R24R26) puis ...
v1=[px(1+ii*10) py(1+ii*10)]-[px(3+ii*10) py(3+ii*10)];v2=[px(6+ii*10) py(6+ii*10)]-[px(4+ii*10) py(4+ii*10)];
alpha=acos( (v1(1)*v2(1)+v1(2)*v2(2)) / (norm(v1)*norm(v2)) );
fprintf(fo,'SA %s %i %i TA L%iL%i A3 %f\n',nom(7:9),age(ns),sex(ns),ii+1,ii+2,alpha(1)*180/pi);
end % pour le calcul des angles
% calcul des cercles
for ii=0:4
% cercles C1: C1L1L2(R1,R2,R3) puis C1L2L3(R11R12R13) puis C1L3L4(R21R22R23) puis ...
clear X ctmp rtmp;
X=[rx(1+ii*10) ry(1+ii*10) rz(1+ii*10);rx(2+ii*10) ry(2+ii*10) rz(2+ii*10);rx(3+ii*10) ry(3+ii*10) rz(3+ii*10)];
ctmp=sum(X)./3;
rtmp=norm([rx(1+ii*10) ry(1+ii*10) rz(1+ii*10)]-ctmp);
[centre1,rayon1,maxh1,aveh1,stdh1]=sphereTS(X,ctmp,rtmp);
fprintf(fo,'SA %s %i %i TA L%iL%i C1 %f %f %f %f \n',nom(7:9),age(ns),sex(ns),ii+1,ii+2,rayon1,centre1(1),centre1(2),centre1(3));
% cercles C2: C2L1L2(R4,R5,R6) puis C2L2L3(R14R15R16) puis C2L3L4(R24R25R26)puis ...
clear X ctmp rtmp
X=[rx(4+ii*10) ry(4+ii*10) rz(4+ii*10);rx(5+ii*10) ry(5+ii*10) rz(5+ii*10);rx(6+ii*10) ry(6+ii*10) rz(6+ii*10)];
ctmp=sum(X)./3;
rtmp=norm([rx(4+ii*10) ry(4+ii*10) rz(4+ii*10)]-ctmp);
[centre2,rayon2,maxh2,aveh2,stdh2]=sphereTS(X,ctmp,rtmp);
fprintf(fo,'SA %s %i %i TA L%iL%i C2 %f %f %f %f \n',nom(7:9),age(ns),sex(ns),ii+1,ii+2,rayon2,centre2(1),centre2(2),centre2(3));
% cercles C3: C3L1L2(R1R2R3R4R5R6) puis C3L2L3(R11R12R13R14R15R16) puis C3L3L4(R21R22R23R24R25R26) puis ...
clear X ctmp rtmp
X=[rx(1+ii*10) ry(1+ii*10) 0;rx(2+ii*10) ry(2+ii*10) 0;rx(3+ii*10) ry(3+ii*10) 0;rx(4+ii*10) ry(4+ii*10) 0;rx(5+ii*10) ry(5+ii*10) 0;rx(6+ii*10) ry(6+ii*10) 0];
ctmp=sum(X)./6;
rtmp=norm([rx(1+ii*10) ry(1+ii*10) 0]-ctmp);
[centre3,rayon3,maxh3,aveh3,stdh3]=sphereTS(X,ctmp,rtmp);
fprintf(fo,'SA %s %i %i TA L%iL%i C3 %f %f %f %f \n',nom(7:9),age(ns),sex(ns),ii+1,ii+2,rayon3,centre3(1),centre3(2),centre3(3));
end % pour le calcul des cercles
```

166

Annexes

```
case 'SD'
    % traitement d'une coupe "SD"
    clear rx ry rz px py
    for i=0:44
        rx(v(8+i*17))=v(9+i*17);
        ry(v(8+i*17))=v(10+i*17);
        rz(v(8+i*17))=v(11+i*17);
        px(v(8+i*17))=v(16+i*17);
        py(v(8+i*17))=v(17+i*17);
    end
% calcul des distances
    for ii=0:4
        % calcul des D1: D1L1L2(R1,R2) puis D1L2L3(R10,R11) puis D1L3L4(R19,R20) puis ...
        fprintf(fo,'SA %s %i %i SD L%iL%i D1 %f \n',nom(7:9),age(ns),sex(ns),ii+1,ii+2,norm([rx(2+ii*9) ry(2+ii*9) rz(2+ii*9)]-[rx(1+ii*9) ry(1+ii*9) rz(1+ii*9)]));
        % calcul des D2: D2L1L2(R3,R9) puis D2L2L3(R12,R18) puis D2L3L4(R21,R27) puis ...
        fprintf(fo,'SA %s %i %i SD L%iL%i D2 %f \n',nom(7:9),age(ns),sex(ns),ii+1,ii+2,norm([rx(9+ii*9) ry(9+ii*9) rz(9+ii*9)]-[rx(3+ii*9) ry(3+ii*9) rz(3+ii*9)]));
        % calcul des D3
        fprintf(fo,'SA %s %i %i SD L%iL%i D3 %f \n',nom(7:9),age(ns),sex(ns),ii+1,ii+2,norm([rx(8+ii*9) ry(8+ii*9) rz(8+ii*9)]-[rx(5+ii*9) ry(5+ii*9) rz(5+ii*9)]));
        % calcul des D4
        fprintf(fo,'SA %s %i %i SD L%iL%i D4 %f \n',nom(7:9),age(ns),sex(ns),ii+1,ii+2,norm([rx(7+ii*9) ry(7+ii*9) rz(7+ii*9)]-[rx(6+ii*9) ry(6+ii*9) rz(6+ii*9)]));
            %calcul des D5L1L2(R3,R5R6) puis D5L2L3(R12,R14R15)
        v1=[px(6+ii*9) py(6+ii*9)]-[px(5+ii*9) py(5+ii*9)];v2=[px(3+ii*9) py(3+ii*9)]-[px(5+ii*9) py(5+ii*9)];
        alpha=acos( (v1(1)*v2(1)+v1(2)*v2(2)) / (norm(v1)*norm(v2)) );
            v2b=[rx(3+ii*9) ry(3+ii*9) rz(3+ii*9)]-[rx(5+ii*9) ry(5+ii*9) rz(5+ii*9)];
            dist=sin(alpha)*norm(v2b);
        fprintf(fo,'SA %s %i %i SD L%iL%i D5 %f \n',nom(7:9),age(ns),sex(ns),ii+1,ii+2,dist);
        %calcul des D6L1L2(R4,R1R2) puis D6L2L3(R13,R10R11)
        v1=[px(2+ii*9) py(2+ii*9)]-[px(1+ii*9) py(1+ii*9)];v2=[px(4+ii*9) py(4+ii*9)]-[px(1+ii*9) py(1+ii*9)];
        alpha=acos( (v1(1)*v2(1)+v1(2)*v2(2)) / (norm(v1)*norm(v2)) );
            v2b=[rx(4+ii*9) ry(4+ii*9) rz(4+ii*9)]-[rx(1+ii*9) ry(1+ii*9) rz(1+ii*9)];
            dist=sin(alpha)*norm(v2b);
        fprintf(fo,'SA %s %i %i SD L%iL%i D6 %f \n',nom(7:9),age(ns),sex(ns),ii+1,ii+2,dist);
        %calcul des D7
        fprintf(fo,'SA %s %i %i SD L%iL%i D7 %f \n',nom(7:9),age(ns),sex(ns),ii+1,ii+2,norm([rx(6+ii*9) ry(6+ii*9) rz(6+ii*9)]-[rx(5+ii*9) ry(5+ii*9) rz(5+ii*9)]));
        %calcul des D8
        fprintf(fo,'SA %s %i %i SD L%iL%i D8 %f \n',nom(7:9),age(ns),sex(ns),ii+1,ii+2,norm([rx(8+ii*9) ry(8+ii*9) rz(8+ii*9)]-[rx(7+ii*9) ry(7+ii*9) rz(7+ii*9)]));
        end % fin du calcul des distances
% calcul des angles
    for ii=0:4
    % angles A1: A1L1L2(R1R2,R5R6) puis A1L1L2(R10R11,R13R14) pui A1L1L2(R19R20,R21R22) ...
        v1=[px(2+ii*9) py(2+ii*9)]-[px(1+ii*9) py(1+ii*9)];v2=[px(6+ii*9) py(6+ii*9)]-[px(5+ii*9) py(5+ii*9)];
```

```
alpha=acos( (v1(1)*v2(1)+v1(2)*v2(2)) / (norm(v1)*norm(v2)) );

fprintf(fo,'SA %s %i %i SD L%iL%i A1 %f \n',nom(7:9),age(ns),sex(ns),ii+1,ii+2,alpha(1)*180/pi);

% angles A2: A2L1L2(R1R2,R8R7) puis ...

v1=[px(2+ii*9) py(2+ii*9)]-[px(1+ii*9) py(1+ii*9)];v2=[px(7+ii*9) py(7+ii*9)]-[px(8+ii*9) py(8+ii*9)];

alpha=acos( (v1(1)*v2(1)+v1(2)*v2(2)) / (norm(v1)*norm(v2)) );

fprintf(fo,'SA %s %i %i SD L%iL%i A2 %f \n',nom(7:9),age(ns),sex(ns),ii+1,ii+2,alpha(1)*180/pi);

% angles A3: A3L1L2(R5R6,R8R7) puis ...

v1=[px(6+ii*9) py(6+ii*9)]-[px(5+ii*9) py(5+ii*9)];v2=[px(7+ii*9) py(7+ii*9)]-[px(8+ii*9) py(8+ii*9)];

alpha=acos( (v1(1)*v2(1)+v1(2)*v2(2)) / (norm(v1)*norm(v2)) );

fprintf(fo,'SA %s %i %i SD L%iL%i A3 %f \n',nom(7:9),age(ns),sex(ns),ii+1,ii+2,alpha(1)*180/pi);

end % pour le calcul des angles

% calcul des cercles

for ii=0:4

% cercles C1: C1L1L2(R2R3R4R5) puis ...

clear X ctmp rtmp

X=[rx(2+ii*9) ry(2+ii*9) 0;rx(3+ii*9) ry(3+ii*9) 0;rx(4+ii*9) ry(4+ii*9) 0;rx(5+ii*9) ry(5+ii*9) 0];

ctmp=sum(X)./4;

rtmp=(norm([rx(2+ii*9)   ry(2+ii*9)   0]-ctmp)+norm([rx(3+ii*9)   ry(3+ii*9)   0]-ctmp)+norm([rx(4+ii*9)   ry(4+ii*9)   0]-ctmp)+norm([rx(5+ii*9) ry(5+ii*9) 0]-ctmp))/4;

fprintf(fo,'SA %s %i %i SD L%iL%i C1 %f %f %f %f \n',nom(7:9),age(ns),sex(ns),ii+1,ii+2,rtmp,ctmp(1),ctmp(2),ctmp(3));

end % pour le calcul des cercles

%%%%%%%%%%%%%%%%%%%%%%%%%%%%%%%%%%%%%%%%%%%%%%%%%%%%%%%%%%%%%%%%%%%%%%%%%%%%

case 'SG'

% traitement d'une coupe "SG"

clear rx ry rz px py

for i=0:44

    rx(v(8+i*17))=v(9+i*17);

    ry(v(8+i*17))=v(10+i*17);

    rz(v(8+i*17))=v(11+i*17);

    px(v(8+i*17))=v(16+i*17);

    py(v(8+i*17))=v(17+i*17);

end

% calcul des distances

for ii=0:4

% calcul des D1: D1L1L2(R1,R2) puis D1L2L3(R10,R11) puis D1L3L4(R19,R20) puis ...

fprintf(fo,'SA %s %i %i SG L%iL%i D1 %f \n',nom(7:9),age(ns),sex(ns),ii+1,ii+2,norm([rx(2+ii*9) ry(2+ii*9) rz(2+ii*9)]-[rx(1+ii*9) ry(1+ii*9) rz(1+ii*9)]));

% calcul des D2: D2L1L2(R3,R9) puis D2L2L3(R12,R18) puis D2L3L4(R21,R27) puis ...

fprintf(fo,'SA %s %i %i SG L%iL%i D2 %f \n',nom(7:9),age(ns),sex(ns),ii+1,ii+2,norm([rx(9+ii*9) ry(9+ii*9) rz(9+ii*9)]-[rx(3+ii*9) ry(3+ii*9) rz(3+ii*9)]));

% calcul des D3

fprintf(fo,'SA %s %i %i SG L%iL%i D3 %f \n',nom(7:9),age(ns),sex(ns),ii+1,ii+2,norm([rx(8+ii*9) ry(8+ii*9) rz(8+ii*9)]-[rx(5+ii*9) ry(5+ii*9) rz(5+ii*9)]));

% calcul des D4

fprintf(fo,'SA %s %i %i SG L%iL%i D4 %f \n',nom(7:9),age(ns),sex(ns),ii+1,ii+2,norm([rx(7+ii*9) ry(7+ii*9) rz(7+ii*9)]-[rx(6+ii*9) ry(6+ii*9) rz(6+ii*9)]));

% calcul des D5L1L2(R3,R5R6) puis D5L2L3(R12,R14R15) puis ...

v1=[px(6+ii*9) py(6+ii*9)]-[px(5+ii*9) py(5+ii*9)];v2=[px(3+ii*9) py(3+ii*9)]-[px(5+ii*9) py(5+ii*9)];
```

168

Annexes

```
alpha=acos( (v1(1)*v2(1)+v1(2)*v2(2)) / (norm(v1)*norm(v2)) );

        v2b=[rx(3+ii*9) ry(3+ii*9) rz(3+ii*9)]-[rx(5+ii*9) ry(5+ii*9) rz(5+ii*9)];

        dist=sin(alpha)*norm(v2b);

fprintf(fo,'SA %s %i %i SG L%iL%i D5 %f \n',nom(7:9),age(ns),sex(ns),ii+1,ii+2,dist);

% calcul des D6L1L2(R4,R1R2) puis D6L2L3(R13,R10R11) puis ...

v1=[px(2+ii*9) py(2+ii*9)]-[px(1+ii*9) py(1+ii*9)];v2=[px(4+ii*9) py(4+ii*9)]-[px(1+ii*9) py(1+ii*9)];

alpha=acos( (v1(1)*v2(1)+v1(2)*v2(2)) / (norm(v1)*norm(v2)) );

        v2b=[rx(4+ii*9) ry(4+ii*9) rz(4+ii*9)]-[rx(1+ii*9) ry(1+ii*9) rz(1+ii*9)];

        dist=sin(alpha)*norm(v2b);

fprintf(fo,'SA %s %i %i SG L%iL%i D6 %f \n',nom(7:9),age(ns),sex(ns),ii+1,ii+2,dist);

% calcul des D7

fprintf(fo,'SA %s %i %i SG L%iL%i D7 %f \n',nom(7:9),age(ns),sex(ns),ii+1,ii+2,norm([rx(6+ii*9) ry(6+ii*9) rz(6+ii*9)]-[rx(5+ii*9)
ry(5+ii*9) rz(5+ii*9)]));

% calcul des D8

fprintf(fo,'SA %s %i %i SG L%iL%i D8 %f \n',nom(7:9),age(ns),sex(ns),ii+1,ii+2,norm([rx(8+ii*9) ry(8+ii*9) rz(8+ii*9)]-[rx(7+ii*9)
ry(7+ii*9) rz(7+ii*9)]));

        end % fin du calcul des distances

% calcul des angles

for ii=0:4

% angles A1: A1L1L2(R1R2,R5R6) puis ...

v1=[px(2+ii*9) py(2+ii*9)]-[px(1+ii*9) py(1+ii*9)];v2=[px(6+ii*9) py(6+ii*9)]-[px(5+ii*9) py(5+ii*9)];

alpha=acos( (v1(1)*v2(1)+v1(2)*v2(2)) / (norm(v1)*norm(v2)) );

fprintf(fo,'SA %s %i %i SG L%iL%i A1 %f \n',nom(7:9),age(ns),sex(ns),ii+1,ii+2,alpha(1)*180/pi);

% angles A2: A2L1L2(R1R2,R8R7) puis ...

v1=[px(2+ii*9) py(2+ii*9)]-[px(1+ii*9) py(1+ii*9)];v2=[px(7+ii*9) py(7+ii*9)]-[px(8+ii*9) py(8+ii*9)];

alpha=acos( (v1(1)*v2(1)+v1(2)*v2(2)) / (norm(v1)*norm(v2)) );

fprintf(fo,'SA %s %i %i SG L%iL%i A2 %f \n',nom(7:9),age(ns),sex(ns),ii+1,ii+2,alpha(1)*180/pi);

% angles A3: A3L1L2(R5R6,R8R7) puis ...

v1=[px(6+ii*9) py(6+ii*9)]-[px(5+ii*9) py(5+ii*9)];v2=[px(7+ii*9) py(7+ii*9)]-[px(8+ii*9) py(8+ii*9)];

alpha=acos( (v1(1)*v2(1)+v1(2)*v2(2)) / (norm(v1)*norm(v2)) );

fprintf(fo,'SA %s %i %i SG L%iL%i A3 %f \n',nom(7:9),age(ns),sex(ns),ii+1,ii+2,alpha(1)*180/pi);

        end % pour le calcul des angles

% calcul des cercles

for ii=0:4

% cercles C1: C1L1L2(R2R3R4R5) puis ...

clear  X ctmp rtmp

X=[rx(2+ii*9) ry(2+ii*9) 0;rx(3+ii*9) ry(3+ii*9) 0;rx(4+ii*9) ry(4+ii*9) 0;rx(5+ii*9) ry(5+ii*9) 0];

ctmp=sum(X)./4;

rtmp=(norm([rx(2+ii*9)    ry(2+ii*9)    0]-ctmp)+norm([rx(3+ii*9)    ry(3+ii*9)    0]-ctmp)+norm([rx(4+ii*9)    ry(4+ii*9)    0]-
ctmp)+norm([rx(5+ii*9) ry(5+ii*9) 0]-ctmp))/4;

fprintf(fo,'SA %s %i %i SG L%iL%i C1 %f %f %f %f \n',nom(7:9),age(ns),sex(ns),ii+1,ii+2,rtmp,ctmp(1),ctmp(2),ctmp(3));

        end % pour le calcul des cercles

%%%%%%%%%%%%%%%%%%%%%%%%%%%%%%%%%%%%%%%%%%%%%%%%%%%%%%%%%%%%%%%%%%%%%%%%%%%%%%%%%

case 'FB'

% traitement d'une coupe "FB"

for i=0:39

    rx(v(8+i*17))=v(9+i*17);
```

```
        ry(v(8+i*17))=v(10+i*17);

        rz(v(8+i*17))=v(11+i*17);

        px(v(8+i*17))=v(16+i*17);

        py(v(8+i*17))=v(17+i*17);

    end

for ii=0:4

    % calcul des D1 : D1L1L2(R5,R8) puis ...

    fprintf(fo,'SA %s %i %i FB L%iL%i D1 %f \n',nom(7:9),age(ns),sex(ns),ii+1,ii+2,norm([rx(8+ii*8) ry(8+ii*8) rz(8+ii*8)]-[rx(5+ii*8)
ry(5+ii*8) rz(5+ii*8)]));

    % calcul des D2 : D2L1L2(R6,R7) puis ...

    fprintf(fo,'SA %s %i %i FB L%iL%i D2 %f \n',nom(7:9),age(ns),sex(ns),ii+1,ii+2,norm([rx(7+ii*8) ry(7+ii*8) rz(7+ii*8)]-[rx(6+ii*8)
ry(6+ii*8) rz(6+ii*8)]));

    % calcul des D3

    fprintf(fo,'SA %s %i %i FB L%iL%i D3 %f \n',nom(7:9),age(ns),sex(ns),ii+1,ii+2,norm([rx(8+ii*8) ry(8+ii*8) rz(8+ii*8)]-[rx(7+ii*8)
ry(7+ii*8) rz(7+ii*8)]));

    % calcul des D4

    fprintf(fo,'SA %s %i %i FB L%iL%i D4 %f \n',nom(7:9),age(ns),sex(ns),ii+1,ii+2,norm([rx(6+ii*8) ry(6+ii*8) rz(6+ii*8)]-[rx(5+ii*8)
ry(5+ii*8) rz(5+ii*8)]));

    % calcul des D5

    fprintf(fo,'SA %s %i %i FB L%iL%i D5 %f \n',nom(7:9),age(ns),sex(ns),ii+1,ii+2,norm([rx(8+ii*8) ry(8+ii*8) rz(8+ii*8)]-[rx(2+ii*8)
ry(2+ii*8) rz(2+ii*8)]));

    % calcul des D6

    fprintf(fo,'SA %s %i %i FB L%iL%i D6 %f \n',nom(7:9),age(ns),sex(ns),ii+1,ii+2,norm([rx(5+ii*8) ry(5+ii*8) rz(5+ii*8)]-[rx(3+ii*8)
ry(3+ii*8) rz(3+ii*8)]));

    end % fin du calcul des distances

% calcul des angles

    for ii=0:4

    % angles A1: A1L1L2(R4R3R2R1,R5R6) puis A1L2L3(R12R11R10R9,R13R14) puis A1L3L4(R20R19R18R17,R21R22) puis ...

    v1=[(px(2+ii*8)+px(1+ii*8))/2   (py(2+ii*8)+py(1+ii*8))/2]-[(px(3+ii*8)+px(4+ii*8))/2   (py(3+ii*8)+py(4+ii*8))/2];v2=[px(6+ii*8)
py(6+ii*8)]-[px(5+ii*8) py(5+ii*8)];

    alpha=acos( (v1(1)*v2(1)+v1(2)*v2(2)) / (norm(v1)*norm(v2)) );

    fprintf(fo,'SA %s %i %i FB L%iL%i A1 %f \n',nom(7:9),age(ns),sex(ns),ii+1,ii+2,alpha(1)*180/pi);

    % angles A2: A2L1L2(R1R2R3R4,R8R7) puis A2L2L3(R9R10R11R12,R16R15) puis A2L3L4(R17R18R19R20,R24R23) puis ...

    v1=[(px(3+ii*8)+px(4+ii*8))/2   (py(3+ii*8)+py(4+ii*8))/2]-[(px(1+ii*8)+px(2+ii*8))/2   (py(1+ii*8)+py(2+ii*8))/2];v2=[px(7+ii*8)
py(7+ii*8)]-[px(8+ii*8) py(8+ii*8)];

    alpha=acos( (v1(1)*v2(1)+v1(2)*v2(2)) / (norm(v1)*norm(v2)) );

    fprintf(fo,'SA %s %i %i FB L%iL%i A2 %f \n',nom(7:9),age(ns),sex(ns),ii+1,ii+2,alpha(1)*180/pi);

    % angles A3: A3L1L2(R6R5,R7R8) puis A3L2L3(R14R13,R15R16) puis A3L3L4(R22R21,R23R24) ...

    v1=[px(5+ii*8) py(5+ii*8)]-[px(6+ii*8) py(6+ii*8)];v2=[px(8+ii*8) py(8+ii*8)]-[px(7+ii*8) py(7+ii*8)];

    alpha=acos( (v1(1)*v2(1)+v1(2)*v2(2)) / (norm(v1)*norm(v2)) );

    fprintf(fo,'SA %s %i %i FB L%iL%i A3 %f \n',nom(7:9),age(ns),sex(ns),ii+1,ii+2,alpha(1)*180/pi);

    end % pour le calcul des angles

% calcul des cercles

    for ii=0:4

    % cercles C1: C1L1L2(R5R6R7R8) puis C1L2L3(R13R14R15R16) puis ...

    clear X ctmp rtmp;

    X=[rx(5+ii*8) ry(5+ii*8) 0;rx(6+ii*8) ry(6+ii*8) 0;rx(7+ii*8) ry(7+ii*8) 0;rx(8+ii*8) ry(8+ii*8) 0];

    ctmp=sum(X)./4;

    rtmp=norm([rx(6+ii*8) ry(6+ii*8) 0]-ctmp);
```

```
[centre1,rayon1,maxh1,aveh1,stdh1]=sphereTS(X,ctmp,rtmp);

fprintf(fo,'SA %s %i %i FB L%iL%i C1 %f %f %f %f \n',nom(7:9),age(ns),sex(ns),ii+1,ii+2,rayon1,centre1(1),centre1(2),centre1(3));

end % fin du calcul des cercles
%%%%%%%%%%%%%%%%%%%%%%%%%%%%%%%%%%%%%%%%%%%%%%%%%%%%%%%%%%%%%%%%%%%%%%%%%%%%
    otherwise
        'ERREUR PLAN'
        pause
end
end
fclose(fo);
```

➢ *Calcul des cercles*

Le cercle est calculé comme étant le plus proche des points de repère définissant un secteur de mobilité rotatoire. On peut calculer le centre d'un cercle réunissant au mieux les points concernés et surtout nous en calculons le rayon.

Nous avons utilisé un programme déjà rédigé dans une autre étude cherchant à définir la sphère la plus probable réunissant un grand nombre de points. Ici on est en 2D donc avec un $Z=0$ on obtiendra un cercle

```
% Routine Matlab qui calcule le cercle moyen (centre et rayon) passant par au moins trois points
% Dans la matrice X il faut rentrer les coordonnÈes 3D de tous les points du nuage que l'on souhaite approcher par la sphere (matrice A).
% En sortie il renvoie :
%z : les coordonnÈes 3D du centre de la sphere
%r : le rayon de la sphere
%max : la distance maximale entre 1 point du nuage et la sphere
%ave : la distance moyenne entre les points et la sphere
%sdev : l'Ècart type de des distances entre les points et la sphere.
%
%matlab sphere fitting routine adapted from gander et al 1994
%
function [z, r, max, ave, sdev] = sphereTS (X, z, r);
u=[z(1), z(2), z(3), r]' ; %starting values
h=u;
while norm(h)>norm(u)* 0.00001
        a=u(1)-X(:,1);
    b=u(2)-X(:,2);
        c=u(3)-X(:,3);
        fak=sqrt(a.*a+b.*b+c.*c);
        j=[a./fak b./fak c./fak -ones(size(a))];
        f=fak -u(4);
        h=-j\f;
        u=u+h;
end;
z=u(1:3);r=u(4);
max = norm(f,inf);ave = mean(abs(f));
sdev = std(abs(f));
end
% sphere
```

2. <u>TABLE DES FIGURES</u>

Figures

Figures

Figures

3. REFERENCES BIBLIOGRAPHIQUES

[1.]   Baqué P, Maes B. Manuel pratique d'anatomie 2008.

[2.]   Brunet Ch. Anatomie et hygiène : Préparation aux écoles d'infirmières et carrières para-médicales 1980.

[3.]   de Peretti F, Maes B. Manuel d'anatomie générale 2010.

[4.]   Kamina P, di Marino V. Abdomen , Anatomie, introduction à la clinique 1989.

[5.]   Louis R. Chirurgie du rachis: Anatomie chirurgicale et voies d'abord 1993.

[6.]   Louis R, Nazarian S. Lumbar stenosis surgery: the experience of the orthopaedic surgeon. La Chirurgia degli organi di movimento. 1992;77(1):23-9. Epub 1992/01/01.

[7.]   Tanno I, Murakami G, Oguma H, Sato S, Lee UY, Han SH, et al. Morphometry of the lumbar zygapophyseal facet capsule and cartilage with special reference to degenerative osteoarthritic changes: an anatomical study using fresh cadavers of elderly Japanese and Korean subjects. J Orthop Sci. 2004;9(5):468-77.

[8.]   Grogan J, Nowicki BH, Schmidt TA, Haughton VM. Lumbar facet joint tropism does not accelerate degeneration of the facet joints. AJNR Am J Neuroradiol. 1997;18(7):1325-9.

[9.]   Masharawi Y, Rothschild B, Dar G, Peleg S, Robinson D, Been E, et al. Facet orientation in the thoracolumbar spine: three-dimensional anatomic and biomechanical analysis. Spine. 2004;29(16):1755-63.

[10.]   Boszczyk BM, Boszczyk AA, Putz R. Comparative and functional anatomy of the mammalian lumbar spine. Anat Rec. 2001;264(2):157-68.

[11.]   Grenier N, Kressel HY, Schiebler ML, Grossman RI, Dalinka MK. Normal and degenerative posterior spinal structures: MR imaging. Radiology. 1987;165(2):517-25.

[12.]   Grobler LJ, Robertson PA, Novotny JE, Pope MH. Etiology of spondylolisthesis. Assessment of the role played by lumbar facet joint morphology. Spine (Phila Pa 1976). 1993;18(1):80-91. Epub 1993/01/01.

[13.]   Karacan I, Aydin T, Sahin Z, Cidem M, Koyuncu H, Aktas I, et al. Facet angles in lumbar disc herniation: their relation to anthropometric features. Spine. 2004;29(10):1132-6.

[14.] Malmivaara A, Videman T, Kuosma E, Troup JD. Facet joint orientation, facet and costovertebral joint osteoarthrosis, disc degeneration, vertebral body osteophytosis, and Schmorl's nodes in the thoracolumbar junctional region of cadaveric spines. Spine. 1987;12(5):458-63.

[15.] Panjabi MM, Duranceau J, Goel V, Oxland T, Takata K. Cervical human vertebrae. Quantitative three-dimensional anatomy of the middle and lower regions. Spine (Phila Pa 1976). 1991;16(8):861-9. Epub 1991/08/01.

[16.] Panjabi MM, Goel V, Oxland T, Takata K, Duranceau J, Krag M, et al. Human lumbar vertebrae. Quantitative three-dimensional anatomy. Spine (Phila Pa 1976). 1992;17(3):299-306. Epub 1992/03/01.

[17.] Panjabi MM, Oxland T, Takata K, Goel V, Duranceau J, Krag M. Articular facets of the human spine. Quantitative three-dimensional anatomy. Spine (Phila Pa 1976). 1993;18(10):1298-310. Epub 1993/08/01.

[18.] Panjabi MM, Takata K, Goel V, Federico D, Oxland T, Duranceau J, et al. Thoracic human vertebrae. Quantitative three-dimensional anatomy. Spine (Phila Pa 1976). 1991;16(8):888-901. Epub 1991/08/01.

[19.] Sartoris DJ, Resnick D. Computed tomography of the spine: an update and review. Crit Rev Diagn Imaging. 1987;27(4):271-96.

[20.] Sato S, Oguma H, Murakami G, Noriyasu S. Morphometrical study of the joint surface and capsule of the lumbar zygapophysial joint with special reference to their laterality. Okajimas Folia Anat Jpn. 2002;79(1):43-53.

[21.] Schendel MJ, Wood KB, Buttermann GR, Lewis JL, Ogilvie JW. Experimental measurement of ligament force, facet force, and segment motion in the human lumbar spine. J Biomech. 1993;26(4-5):427-38.

[22.] Schneck CD. The anatomy of lumbar spondylosis. Clin Orthop Relat Res. 1985(193):20-37.

[23.] Van Schaik JP. Lumbar facet joint morphology. J Spinal Disord. 2000;13(1):88-9.

[24.] Van Schaik JP, van Pinxteren B, Verbiest H, Crowe A, Zuiderveld KJ. The facet orientation circle. A new parameter for facet joint angulation in the lower lumbar spine. Spine. 1997;22(5):531-6.

[25.] Weishaupt D, Zanetti M, Boos N, Hodler J. MR imaging and CT in osteoarthritis of the lumbar facet joints. Skeletal Radiol. 1999;28(4):215-9.

[26.] Yu SB, Lee UY, Kwak DS, Ahn YW, Jin CZ, Zhao J, et al. Determination of sex for the 12th thoracic vertebra by morphometry of three-dimensional reconstructed vertebral models. J Forensic Sci. 2008;53(3):620-5. Epub 2008/05/13.

[27.] Murtagh FR, Paulsen RD, Rechtine GR. The role and incidence of facet tropism in lumbar spine degenerative disc disease. J Spinal Disord. 1991;4(1):86-9.

[28.] Noren R, Trafimow J, Andersson GB, Huckman MS. The role of facet joint tropism and facet angle in disc degeneration. Spine. 1991;16(5):530-2.

[29.] Boden SD, Riew KD, Yamaguchi K, Branch TP, Schellinger D, Wiesel SW. Orientation of the lumbar facet joints: association with degenerative disc disease. J Bone Joint Surg Am. 1996;78(3):403-11.

[30.] Dai L, Jia L. Role of facet asymmetry in lumbar spine disorders. Acta Orthop Belg. 1996;62(2):90-3.

[31.] Fujiwara A, Tamai K, An HS, Kurihashi T, Lim TH, Yoshida H, et al. The relationship between disc degeneration, facet joint osteoarthritis, and stability of the degenerative lumbar spine. J Spinal Disord. 2000;13(5):444-50.

[32.] Slipman C. Posterior joints of the lumbar spine as a potential cause of low back pain. Pain Med. 2004;5(3):287-8.

[33.] Fujiwara A, Tamai K, Yamato M, An HS, Yoshida H, Saotome K, et al. The relationship between facet joint osteoarthritis and disc degeneration of the lumbar spine: an MRI study. Eur Spine J. 1999;8(5):396-401.

[34.] Fujiwara A, Tamai K, An HS, Lim TH, Yoshida H, Kurihashi A, et al. Orientation and osteoarthritis of the lumbar facet joint. Clin Orthop Relat Res. 2001(385):88-94.

[35.] Barry M, Livesley P. Facet joint hypertrophy: the cross-sectional area of the superior articular process of L4 and L5. Eur Spine J. 1997;6(2):121-4.

[36.] Bough B, Thakore J, Davies M, Dowling F. Degeneration of the lumbar facet joints. Arthrography and pathology. J Bone Joint Surg Br. 1990;72(2):275-6.

[37.] Cavanaugh JM, Ozaktay AC, Yamashita HT, King AI. Lumbar facet pain: biomechanics, neuroanatomy and neurophysiology. J Biomech. 1996;29(9):1117-29.

[38.] Dai LY. Orientation and tropism of lumbar facet joints in degenerative spondylolisthesis. Int Orthop. 2001;25(1):40-2.

[39.] Iguchi T, Wakami T, Kurihara A, Kasahara K, Yoshiya S, Nishida K. Lumbar multilevel degenerative spondylolisthesis: radiological evaluation and factors related to anterolisthesis and retrolisthesis. J Spinal Disord Tech. 2002;15(2):93-9.

Bibliographie

[40.] Luczkiewicz P, Smoczynski A, Smoczynski M. [The influence of the morphology of intervertebral facet joints on the development of the degenerative spondylolisthesis]. Chir Narzadow Ruchu Ortop Pol. 2002;67(2):151-5. Wplyw budowy stawow miedzykregowych w odcinku ledzwiowym na powstawanie kregozmyku zwyrodnieniowego.

[41.] McCormick CC, Taylor JR, Twomey LT. Facet joint arthrography in lumbar spondylolysis: anatomic basis for spread of contrast medium. Radiology. 1989;171(1):193-6.

[42.] Miyake R, Ikata T, Katoh S, Morita T. Morphologic analysis of the facet joint in the immature lumbosacral spine with special reference to spondylolysis. Spine. 1996;21(7):783-9.

[43.] Tanno I, Oguma H, Murakami G, Sato S, Yamashita T. Which portion in a facet is specifically affected by articular cartilage degeneration with aging in the human lumbar zygapophysial joint? Okajimas Folia Anat Jpn. 2003;80(1):29-34.

[44.] Thalgott JS, Albert TJ, Vaccaro AR, Aprill CN, Giuffre JM, Drake JS, et al. A new classification system for degenerative disc disease of the lumbar spine based on magnetic resonance imaging, provocative discography, plain radiographs and anatomic considerations. Spine J. 2004;4(6 Suppl):167S-72S.

[45.] Bass WM. Developments in the identification of human skeletal material (1968-1978). Am J Phys Anthropol. 1979;51(4):555-62. Epub 1979/11/01.

[46.] Iscan MY, Loth SR, King CA, Shihai D, Yoshino M. Sexual dimorphism in the humerus: a comparative analysis of Chinese, Japanese and Thais. Forensic Sci Int. 1998;98(1-2):17-29. Epub 1999/02/26.

[47.] Kranioti EF, Michalodimitrakis M. Sexual dimorphism of the humerus in contemporary Cretans--a population-specific study and a review of the literature*. J Forensic Sci. 2009;54(5):996-1000. Epub 2009/07/25.

[48.] Rios Frutos L. Metric determination of sex from the humerus in a Guatemalan forensic sample. Forensic Sci Int. 2005;147(2-3):153-7. Epub 2004/11/30.

[49.] Albanese J. A metric method for sex determination using the hipbone and the femur. J Forensic Sci. 2003;48(2):263-73. Epub 2003/04/01.

[50.] Alunni-Perret V, Staccini P, Quatrehomme G. Reexamination of a measurement for sexual determination using the supero-inferior femoral neck diameter in a modern European population. J Forensic Sci. 2003;48(3):517-20. Epub 2003/05/24.

[51.] Alunni-Perret V, Staccini P, Quatrehomme G. Sex determination from the distal part of the femur in a French contemporary population. Forensic Sci Int. 2008;175(2-3):113-7. Epub 2007/07/13.

[52.] Asala SA, Bidmos MA, Dayal MR. Discriminant function sexing of fragmentary femur of South African blacks. Forensic Sci Int. 2004;145(1):25-9. Epub 2004/09/18.

[53.] Dujardin P, Ponsaille J, Alunni-Perret V, Quatrehomme G. A comparison between neural network and other metric methods to determine sex from the upper femur in a modern French population. Forensic Sci Int. 2009;192(1-3):127 e1-6. Epub 2009/09/08.

[54.] Kranioti EF, Vorniotakis N, Galiatsou C, Iscan MY, Michalodimitrakis M. Sex identification and software development using digital femoral head radiographs. Forensic Sci Int. 2009;189(1-3):113 e1-7. Epub 2009/05/16.

[55.] Ozer I, Katayama K. Sex determination using the femur in an ancient Anatolian population. Anthropol Anz. 2006;64(4):389-98. Epub 2007/01/24.

[56.] Marino EA. Sex estimation using the first cervical vertebra. Am J Phys Anthropol. 1995;97(2):127-33. Epub 1995/06/01.

[57.] Tallroth K. Plain CT of the degenerative lumbar spine. Eur J Radiol. 1998;27(3):206-13. Epub 1998/08/26.

[58.] Thompson MS, Dawson T, Kuiper JH, Northmore-Ball MD, Tanner KE. Acetabular morphology and resurfacing design. J Biomech. 2000;33(12):1645-53. Epub 2000/09/28.

[59.] Louis R. Spinal stability as defined by the three-column spine concept. Anatomia clinica. 1985;7(1):33-42. Epub 1985/01/01.

[60.] Pal GP, Routal RV. Mechanism of change in the orientation of the articular process of the zygapophyseal joint at the thoracolumbar junction. Journal of anatomy. 1999;195 (Pt 2):199-209. Epub 1999/10/21.

[61.] Shinohara H. Changes in the surface of the superior articular joint from the lower thoracic to the upper lumbar vertebrae. Journal of anatomy. 1997;190 (Pt 3):461-5. Epub 1997/04/01.

[62.] Putz R. [Functional anatomy of the vertebral joints]. Normale und pathologische Anatomie. 1981;43:1-116. Epub 1981/01/01. Funktionelle Anatomie der Wirbelgelenke.

-FIN-

More
Books!

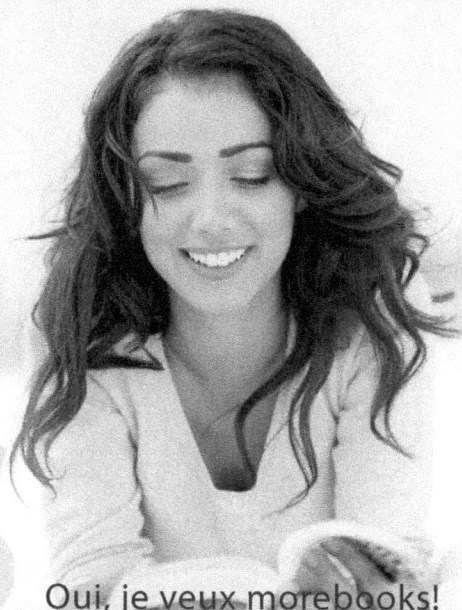

Oui, je veux morebooks!

i want morebooks!

Buy your books fast and straightforward online - at one of world's fastest growing online book stores! Environmentally sound due to Print-on-Demand technologies.

Buy your books online at
www.get-morebooks.com

Achetez vos livres en ligne, vite et bien, sur l'une des librairies en ligne les plus performantes au monde!
En protégeant nos ressources et notre environnement grâce à l'impression à la demande.

La librairie en ligne pour acheter plus vite
www.morebooks.fr

VDM Verlagsservicegesellschaft mbH
Heinrich-Böcking-Str. 6-8   Telefon: +49 681 3720 174   info@vdm-vsg.de
D - 66121 Saarbrücken   Telefax: +49 681 3720 1749   www.vdm-vsg.de

www.ingramcontent.com/pod-product-compliance
Lightning Source LLC
Chambersburg PA
CBHW021049210326
41598CB00016B/1151

* 9 7 8 3 8 3 8 1 7 7 5 3 3 *